健康生活系列丛书

学点中医保健康

汪欣 主编

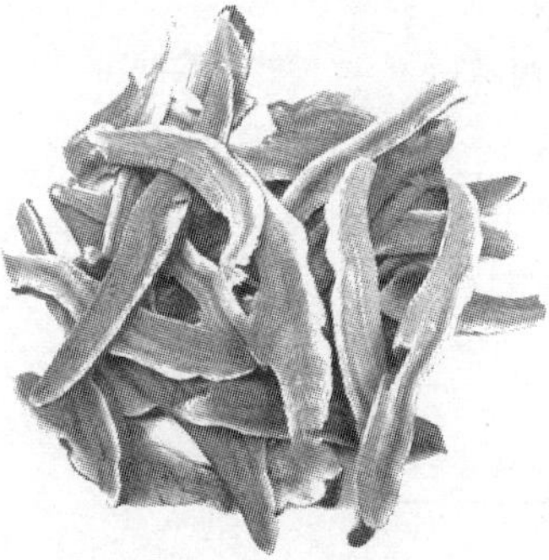

四川大學出版社
SICHUAN UNIVERSITY PRESS

项目策划：许　奕
责任编辑：许　奕
责任校对：龚娇梅
封面设计：胜翔设计
责任印制：王　炜

图书在版编目（CIP）数据

学点中医保健康 / 汪欣主编. — 2版. — 成都：四川大学出版社，2021.3
（健康生活系列丛书）
ISBN 978-7-5690-4414-0

Ⅰ. ①学… Ⅱ. ①汪… Ⅲ. ①中医学－保健－基本知识 Ⅳ. ①R212

中国版本图书馆 CIP 数据核字（2021）第 013611 号

书名　学点中医保健康
XUEDIAN ZHONGYI BAOJIANKANG

主　　编	汪　欣
出　　版	四川大学出版社
地　　址	成都市一环路南一段 24 号（610065）
发　　行	四川大学出版社
书　　号	ISBN 978-7-5690-4414-0
印前制作	四川胜翔数码印务设计有限公司
印　　刷	郫县犀浦印刷厂
成品尺寸	148mm×210mm
印　　张	5.25
字　　数	142 千字
版　　次	2021 年 5 月第 2 版
印　　次	2021 年 5 月第 1 次印刷
定　　价	32.00 元

◆ 读者邮购本书，请与本社发行科联系。
电话：(028)85408408/(028)85401670/
(028)86408023　邮政编码：610065
◆ 本社图书如有印装质量问题，请寄回出版社调换。
◆ 网址：http://press.scu.edu.cn

四川大学出版社
微信公众号

前　　言

中医学是一个伟大的宝库，几千年来在中华民族繁衍昌盛的过程中起到了不可磨灭的作用。中医是由预防保健体系和疾病治疗体系共同构成的完整学科，预防疾病是中医的强项，其在治未病、食养食疗、运动健身、抗衰延寿等方面都很有建树。它还有简、便、廉、验的特点，在防病治病方面大有用武之地。

笔者长期从事中医学的教学和临床工作，确信中医药在广大人民群众的预防保健方面，应该是有所作为的。问题在于怎样才能让大家从中医学里吸取一些真正有用的东西，哪些东西才是有用的，这是本书的着眼点。

通常，严重的外伤、传染性疾病、重病、急症必须上医院治疗。除此之外，对健康和疾病的理性认识、健康意识的建立、健康的保持、疾病的预防、疾病轻重和预后的辨别、轻微病症的简单治疗方法等，是大众应该知道的有用的知识。本书就是以此为原则编写的。从这个意义上讲，笔者认为，重视健康问题，积极地参与强身健体、预防疾病的各种有益活动，比学习一些治疗疾病的方法和方药知识更为重要。切实、可用、够用是本书的特点，若能对大家的健康有所帮助，笔者将会感到无比欣慰。

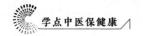

注：本书中所提方剂或药物均应遵医嘱使用。

编　者

2020年12月

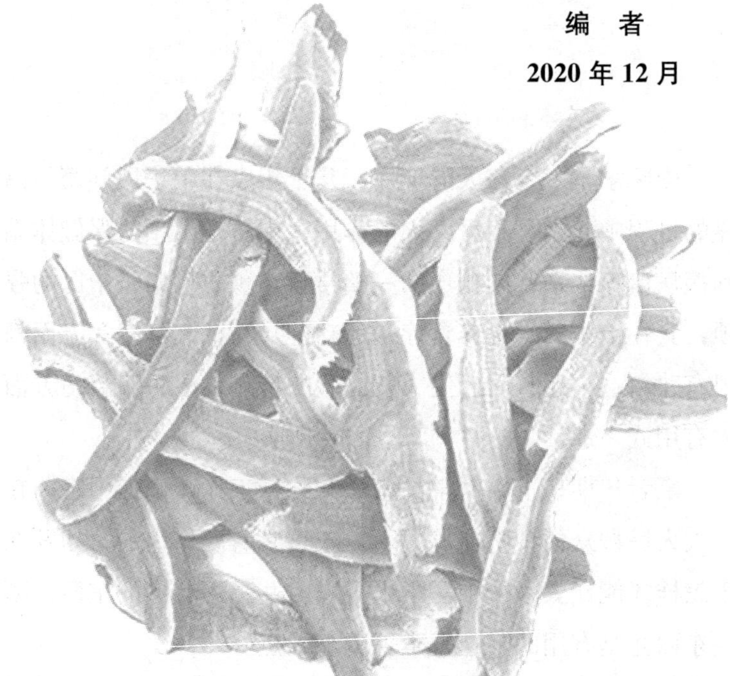

目　录

中医的健康观

中医的基本知识

中医的预防观

简单的中医药治疗与保健知识

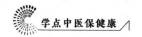

认识应该去医院治疗的病症

健康生活系列丛书

学点中医保健康

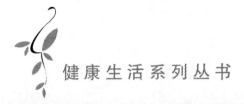

中医的健康观

懂点中医有什么好处？

中医以维护人体健康、预防疾病、调节心身为研究目的。古时候人们把把医生叫作“治病之工”，把最好的医生叫作“上工”。“上工治未病”，说的就是最好的医生是教人怎么样才能不生病，同时还要指导人们调养心性，保持健康。汉代大医学家张仲景提倡大家学习和研究中医知识，他认为中医“上以疗君亲之疾，下以救贫贱之厄，中以保身长全，以养其生”。也就是说懂中医知识和技能，对上，可有利于君亲；对下，能帮助贫困的人们；对中，能指导自己养生，实现健康长寿。所以中医被称作“仁术”。

中医包括基础理论、临床诊治、预防养生三大部分，这三部分构成了中医的完整理论体系。中医这一独特的理论体系有两个基本特点：整体观念、辨证论治。

1. 整体观念

人体是一个有机整体，正常的生理活动一方面要靠脏腑组织单独发挥自己的作用，另一方面又要靠它们之间的协同作用和制约作用，才能维持生理平衡。人体各个部分以五脏为中心，通过经络系统有机地联系起来，构成一个表里相连、上下沟通、协调共济、井然有序的统一整体。因此，中医学认为，人体局部的病理变化往往与全身脏腑、气血、阴阳的盛衰有关。诊断时，可以通过外在的变化判断内脏的病变；治疗时，对于局部的病变，也可从整体出发，确定治疗方法。

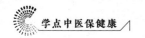

人与自然界有着高度的统一性。人类生活在自然界中，自然界是人类赖以生存的必要条件。同时，自然界的变化，如季节气候、昼夜晨昏、地方环境等，又可以直接或间接地影响机体，使机体产生相应的反应。属于生理范围内的，即是生理的适应性；超越了这个范围，即是病理性反应。因此，人要主动地适应环境。在中医治疗上，因时、因地、因人制宜，也就成为重要原则。

2. 辨证论治

辨证论治是中医认识和治疗疾病的基本原则，是中医对疾病的一种特殊的研究和处理方法，也是中医的基本特点之一。证，是机体在疾病发展过程中的某一阶段的病理概括。它包括了病位、病因、病性以及正邪关系，反映出疾病发展过程中某一阶段的病理变化的本质，因而它比症状更全面、更深刻地揭示疾病的本质。辨证，就是将四诊（望、闻、问、切）所收集的资料、症状、体征，通过分析、综合，判断归纳为某种证。论治，就是确定相应的治疗方法。中医治病首先着眼于证，而不是病的异同。因此，同一疾病的症候不同，治疗方法就不同；而不同疾病，只要症候相同，便可以用同一方法治疗。这就是中医说的“同病异治，异病同治”。这种针对疾病发展过程中不同性质的矛盾用不同的方法去解决的法则，就是辨证论治的精神实质。

中医里面有很多很简单的治疗方法，极其方便，花钱不多，而且疗效很好，这个特点被称为“简、便、廉、验”。“小单方能治大病”，就是对中医这个特点的赞美。其实，在日常生活中我们或多或少地会应用到中医知识。比如评价一个经常爱发脾气的人，我们会说："这人肝经火旺。"如果大便干燥，解大便很困难，人们会吃些麻油、清油、蜂蜜，解大便时就会轻松一些。这是因为中医认为肝与人的情绪有关，说"肝主情志"。如果人的肝阳太过了，就叫肝经火旺，人的情绪就会比较激动，容易发火；麻油、清油或者蜂蜜都有润肠通便的作用，所以吃后排便就顺畅一些。这些例子表明，人们虽然在用中医的方法，却不一定都明白其中的道理。如果我们学习与生活密切相关的一些简单的中医知识，弄清其中的基本医理，那么我们就会自觉地关心自己和家人，乃至亲戚朋友的身体健康问题，也就知道怎样去维护健康、增强体质。如果有针对性地再学习一些简单的保健或者治疗方法，那么对我们的健康来说，一定是大有好处的。

中医认为什么叫健康？

中医认为，人是有身体、有感情、有精神的个体，是在一个地方、一定的人群中生活，因此健康是和身体、情感、环境、人群密切相关的。中医认为，健康不但要求身体每个部分的形态和功能正常，精神情感和谐，还要求对自己所住的环境感到满意，与自己劳动和生活有密切关系的人群关系和谐正常。只有这几个方面都没有问题，达到了和谐统一，即身体方面、精神方面和社会生活各个方面都完满适应的一种状态，才叫健康，而不仅仅是没有疾病。具体说来，健康有以下主要标志：

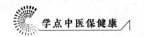

（1）身体发育良好，体格健壮，体型匀称，体重适当。

（2）声音洪亮有力，双目有神，双耳聪敏，牙齿清洁坚固，面色红润，须发润泽，肌肉皮肤有弹性。

（3）睡眠良好，食欲旺盛，二便正常，脉象和缓均匀。

（4）动作灵活，有较强的身体活动能力。

（5）精力充沛，情绪乐观，性格随和，感觉灵敏，意志坚强，记忆力强。

（6）处事态度积极、坚定而有主见，富有理性和创造性。

（7）应变能力和适应能力强，能适应各种环境，具有较强的抗干扰、抗不良刺激和抗病的能力。

中医关于健康的标准，是与世界卫生组织（WHO）所提出的健康标准一致的。这是因为中医强调人和自然的关系，强调单独的人与众多的人群的关系，强调身体和精神的关系。事实上以上这些方面的因素，对人体或多或少都要产生影响。比如说你住的地方成天黄沙漫天，你鼻子里吸进的空气不干净，你会健康吗？你和你居住的大院子里的邻居天天都吵架，三天两头都生气，你会健康吗？你老是生气，精神不好，情绪不佳，吃饭也没有胃口，你会健康吗？所以要保持健康，就要调整好自己的心情，就要顺应天地自然的规律，就要处理好和自己有关人群的关系。只有这样，才能心情平和、身体强壮，才能不生病或少生病。

健康与季节有关吗?

中医认为自然界万物之间有着复杂的内在联系。人体是一个有机整体，人和自然环境也是一个有机整体，人可以说是自然的一部分，中医称之为“人与天地相应”或“人与天地相参”。所以人的健康和季节有着密切的关系。四季气候变化会对人体的生理、病理产生重要影响，能直接影响到人的情感、气血以及脏腑。中医养生学在这种思想的指导下，认为人必须掌握和了解四季气候的变化规律，顺应自然，保持人体与自然环境的协调统一，才能养生防病。这里的重要环节有两个：第一是要遵循自然界正常的变化规律，第二是要谨防异常自然变化的影响。

春暖、夏热、秋凉、冬寒，这是一年四季的正常气候。但是如果气候不正常，太过了，就会产生导致人体发生疾病的外感病邪。比如春天气候暖和、多风，会产生风邪；夏天气候炎热、多火热，会产生暑热之邪；秋天气候转凉、多燥，会产生燥邪；冬天气候寒冷、多寒，会产生寒邪。在夏季里还有一段多雨水的日子，叫作“长夏”。这段日子湿度比较大，所以容易产生湿邪。另外，热邪太过还会产生火邪。风、寒、暑、湿、燥、火这六种能让人生病的外感病邪，中医把它们叫作六淫。“淫”就是过多、过甚的意思。这六种邪气都是在不正常的气候条件下产生的。六淫病邪均由外侵入人体，引起疾病，如春季多风病，冬季多寒病，秋季多燥病，夏季多中暑，居住潮湿的地方易感受湿邪等。

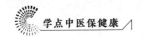

六淫可单独伤害人体，导致疾病，也可两种或者三种邪气同时侵害人体而导致疾病。比如风邪、寒邪合起来伤人，就可产生风寒感冒；风邪、热邪合起来伤人，就产生了风热感冒；湿邪、热邪合起来伤人，就可产生湿热黄疸；风邪、寒邪、湿邪三种邪气合起来伤人，就可产生风寒湿痹。这些邪气还可以相互转化，如风寒伤人开始于人体的表面，如果治疗不及时或者不正确，邪气就会往体内深入，转化成热邪。热邪继续伤人，就会消耗人体的津液，津液受伤后又变成了燥邪，燥邪伤害津液太严重，就会发生抽风等。明白了季节气候与人体健康的关系后，我们就要主动地适应气候的变化，“二八月乱穿衣”就是适应气候变化的积极行为。农历的二月和八月，天气变化大，忽冷忽热，冷了就多穿点衣服，热了就脱掉。不管天气怎么变化，温度怎么不稳定，我们只要有健康的意识，懂得其中的道理，就能主动地去适应它，就不会生病。

健康与住的地方有关吗?

人体的健康与地理环境有一定的关系。就大范围而言，我国幅员辽阔，地势北方相对高、南方相对低，地形多种多样。一般来说，地势越高，气温越低，所以南方的气温比北方的气温偏高。俗话说“一方水土养一方人”，北方人和南方人的体型和性格都不一样。北方人的体型相对高大一些，性格豪放一些；南方人的体型相对矮小一些，性格也相对温和一些。这跟他们所处的环境有关。就小范围而言，在一个村子里或者一个社区里，居处高还是低，房屋是向阳还是不向阳，都与健康有关系。居处太高、向阳，但风相对大，感受风邪的时候就会多一些；居处太低、不向阳，可能湿度就大一些，感受湿邪的时候可能就多一些。不同地方居住的人的体质、性格特征等都有差异，当然所患疾病也有一些不同，治疗方法也有一些差异。西北方气候寒冷，寒性疾病多一些，用药也就偏温热一些；东南方气候相对热一些，温热性质的疾病多一些，用药偏寒凉一些。我们经常听到一些出差的人闹“水土不服”，这就是不适应地理环境和气候差异，身体表现出的反应。所以我们在日常生活中要注意地理居处的影响，适当地调整我们的工作生活行为，以不断提高我们适应地理环境的能力。

健康与饮食有关吗？

老百姓常说：“人是铁，饭是钢，三碗吃了硬邦邦。”这说明饮食与健康有很大关系。中医认为“脾胃为后天之本”，强调脾胃对人体的重要作用。胃在人体主管接受食物、消化食物。脾主管运化：一方面运送经过胃消化后对人体有用的食物精微物质；另一方面运化水湿，排泄没有用的废物。人的饮食是否正常，吃的东西是不是能被脾胃充分消化吸收，从饮食中获取的营养是不是能合理正确地分配到身体的各个部分，剩下的废物能不能全部排泄出身体，都与脾胃有关。所以，我们日常的饮食质量和饮食习惯会直接影响脾胃，影响健康。

脾和胃的这些功能在中医里叫“气”，脾的功能叫“脾气”，胃的功能叫“胃气”。正常情况下，“胃气”往下降，“脾气”往上升。通过这样升与降的配合，来完成食物的消化吸收，留下营养物质供身体使用，剩下的废物主要转化成大小便，通过大肠、小肠有规律地排出体外。要保持营养的正常供给，就要有足够的饮食，所以人们通常都一天吃三顿饭。一日三餐应该定时吃、定量吃，不能暴饮暴食。食物的品种应该多样化，尽可能做到五谷杂粮都吃。要注意随季节多吃些时令蔬菜瓜果，不要偏食。中医认为，我们平常吃的食物虽然五花八门，但是它们都是有性、有味的。这里的性也称“气”，是指寒、热、温、凉四种药性，简称“四气”或“四性”，除了药物，我们吃的食物同样也具有这些性。具有寒性的药能治疗热性病，具有热性的药能治疗寒性病，性相同的食物也具有同样的作用。味是指味道，味道有酸、苦、甘、辛、咸五种，简称“五味”。药物和食物都有“五味”，这些味道都有治疗作用。甘味（就是甜味）有补益正气和缓解疼痛的作用，如大枣、饴糖、甘草、红糖等；辛味（就是辣味）有发散、行气、活血的作用，用于感冒恶寒或者瘀血引起的疼痛等，如橘子皮、辣椒、花椒、红花等；酸味有收敛和固涩的作用，用于人体的正气或者津液外泄的病症，包括经常出虚汗、泄泻很长时间都不止、身体虚弱、小便次数多等，如醋、五味子、芡实等；苦味能泻火，又能燥湿，常用于火热太盛或者湿热太重的病症，如大黄、黄连、苦瓜等；咸味能软、能下，有软坚散结、泻下通肠的作用，用于治疗人体的包块或者热邪导致的大便干结等，如芒硝、海带等。

每一种药物或者食物都是既有性又有味的，所以中医在治疗疾病的时候要根据疾病的寒、热、虚、实等性质，对药物进行针对性的选择和搭配。这些性和味对人体来说是有用的，在平常健康的时候，通过饮食进入我们的身体而起作用。但是如果搭配不当，或者我们吃的东西某一种性和味太过，会对身体造成伤害，导致疾病。比如辛味太多能耗气伤阴；甘味太多会阻滞气的运行，使胃肠满胀；酸味大多会使本该被驱逐出体外的邪气停留在体内难解；苦味能伤津、伤胃，导致不想吃饭或者胃痛；多食咸不但影响血脉运行，还会伤脾胃等。我们知道了“四气”和“五味”对人体正反两方面的作用后，就应该注意平常的饮食习惯，不要偏食，要合理搭配膳食，改正不好的饮食习惯，这样才有利于身体健康。

健康与心情有关吗？

中医认为人的情志（就是我们通常所说的心情）有“喜、怒、忧、思、悲、恐、惊”七种，简称“七情”。“喜”，就是快乐、愉悦；“怒”，就是发怒、气愤；“忧”，就是忧愁、烦恼；“思”，就是思念、牵挂；“悲”，就是悲痛、伤感；“恐”，就是恐惧、害怕；“惊”，就是吃惊、惊讶、意外。

“七情”与人体脏腑的功能活动有着密切的关系，分别属于五脏，因为悲和忧、恐和惊程度不同但性质是相同的，所以就以怒、喜、思、悲、恐为代表，称为“五志”，“五志”分别与肝、心、脾、肺、肾五脏相关。在通常情况下，“七情”是人体对我们接触的外界客观事物的不同反映，是生命活动的正常现象，是不会使人生病的。但突然或者强烈、长期不正常的情志刺激超过了正常的生理承受范围，身体不能适应时，就会使人体的脏腑气血功能混乱，导致疾病的发生。这个时候的“七情”就成为引起疾病的原因，而且是引起内伤疾病的主要原因，所以中医叫“内伤七情”。“七情”作为引起疾病的原因，会直接影响有关的脏腑而导致生病：过怒伤肝、过喜伤心、过思伤脾、过悲（忧）伤肺、过恐（惊）伤肾。

（1）过怒伤肝：有的会出现胸胁胀痛、烦躁不安、头昏目眩、面红目赤；有的则会出现闷闷不乐，常叹息、嗳气、打嗝等；严重的会诱发中风，出现生命危险。

（2）过喜伤心：常出现心慌、心悸、睡不好觉、梦多、健忘、多汗、胸闷、头晕、头痛；严重的可能出现神志错乱，或者喜笑不停，或者悲伤欲哭、多疑多虑、惊恐不安；也可能让人发疯、发癫；还可能造成中风，伤了人的性命，比如大喜造成的突然死亡。

（3）过思伤脾：会出现饮食无味、食欲下降、乏力、头昏、心慌、血虚；有的还可出现嗳气、恶心、呕吐、腹胀、腹泻；妇女可能会出现月经量减少，经期不正常。

（4）过悲（忧）伤肺：会导致痛哭流涕、声音嘶哑；还会出现感冒、咳嗽、呼吸急促；使人的面部皱纹增多；发疹子，或者出现斑秃（就是俗话说的“鬼剃头”），或者出现牛皮癣（银屑病）等。

（5）过恐（惊）伤肾：会自己控制不了大小便；会突然昏倒，不省人事；严重的还会导致死亡；男性可能会出现遗精、滑精。

由于怒、喜、思、悲、恐五种情绪分别与肝、心、脾、肺、肾五脏相关，而五脏之间存在着相克，也就是相互制约的关系，所以怒、喜、思、悲、恐之间也存在着这种相克的关系，即怒克思、思克恐、恐克喜、喜克悲、悲克怒。既然有相克，也就含有“相胜”的作用，比如有人太悲伤了，我们要调整，甚至消除悲伤的情绪，就可以用让他欢喜的办法；要让高兴得太过分的人平静下来，可以用让他感到害怕的方法等。这在中医里面叫“以情胜情”的“情志相胜”治疗方法，在我们的日常生活中是非常有用的。

由于中医把人体比作一个朝廷，而把“心”比作“皇帝”，称为“君主之官”，所以在肝、心、脾、肺、肾五脏中，“心”是最重要的。“心”是主管人的精神意志活动的，所以我们才把情绪叫作心情。“心”的功能正常，人的其他脏腑的功能，包括情绪都正常，这就叫“主明则下安”。“心”若不正常，那人体就会出乱子，就会生病。

知道了健康与心情有这么重要的关系，我们平常就要注意调整好自己的心情。尽可能保持正常的情绪，做到任何情绪都不要太过，这就是我们通常期望或者祝福别人的时候常

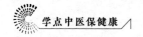

说的要“心情愉快”。愉快的心情多一些，无疑对身体健康是有益处的。

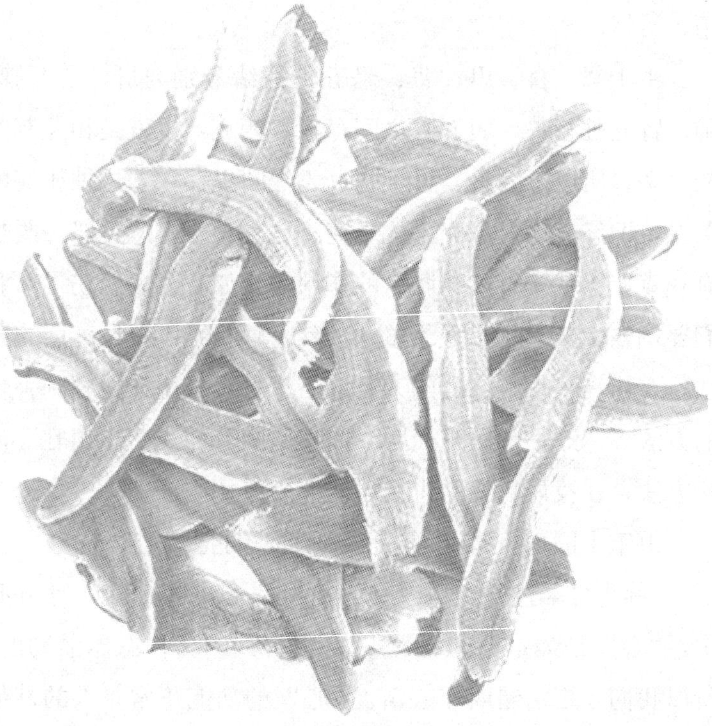

健康生活系列丛书

学点中医保健康

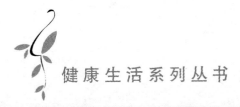

中医的基本知识

阴阳是指的什么?

阴阳学说不是迷信，是中国古代的哲学思想之一。它认为世界是由物质构成的，物质世界又是在阴气和阳气作用的推动下不断发生、发展和变化的。这种学说对后来很多学科都有着深远的影响，如古代的天文学、气象学、化学、算学、音乐学和医学等，都是在阴阳学说的基础上发展起来的。

也就是说，很多学科，包括中医学，都可用阴阳学说来解释自己学科的道理，其中也包括命相学。因此我们可以从算命人的嘴里听到阴阳，只是他们有些人为了抬高自己的地位，故弄玄虚，把阴阳学说迷信化了而已。好多不了解的人都会说阴阳就是讲迷信，然而，实际情况不是那样的。阴阳是对自然界相互关联的某些事物和现象相互对立属性的概括。简单地说，就是任何有关联的事物都可以划分为阴和阳。划分的目的是说明它们之间的关系。

阴阳学说的基本内容包括以下几个方面。

(1) 阴阳对立：是指世间一切事物或者现象都存在着相互对立的阴和阳两个方面，如上与下、天与地、动与静、升与降等。其中上为阳，下为阴；天为阳，地为阴；动为阳，静为阴；升为阳，降为阴。

(2) 阴阳互根互用：对立的阴阳双方又是互相依存的，任何一方都不能脱离另一方而单独存在，即阴阳互根互用。比如没有上哪里会有下，没有冷同样也就没有热。所以可以说，阳是靠阴存在的，阴也是依靠阳存在的，每一方都以其相对应的另一方的存在为自己存在的条件。这就是阴阳的对立制约、互根互用。

（3）阴阳消长：阴阳之间的对立制约、互根互用并不是一成不变的，而是始终处于一种消亡和生长的动态变化过程中，阴阳在这种消长变化中达到相对的动态平衡。消长变化是绝对的，而动态平衡则是相对的。比如白天阳气旺盛，而晚上阴气旺盛，从半夜到中午，阳气逐渐由衰变盛，就是阴消阳长，而从中午到半夜，阳气逐渐由盛变衰，这就是阳消阴长。

（4）阴阳转化：阴阳双方在一定的条件下还可以互相转化，这就是所谓的物极必反。比如，夏天气候很热，但是热到了极点，就会进入秋季转为凉，再过渡到冬季变为寒冷。这就是由阳转化为阴的表现。可以说，阴阳消长是一个量变的过程，而阴阳转化就是一个质变的过程。阴阳消长是阴阳转化的前提，而阴阳转化则是阴阳消长的结果。

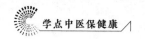

我国古代医学家在长期医疗实践的基础上，将阴阳学说广泛地运用于医学各个领域，用来说明人的生命是怎样产生的，说明人体正常情况是怎么样的，不正常的情况又是怎么样的，是怎么变化的。它指导着临床疾病的诊断和防治，是中医理论的重要组成部分，对中医理论的形成和发展有着极大的影响。

我们来看看中医怎么用阴阳来概括疾病过程中所表现的一组组既对立又统一的正反两方面的疾病现象。比如表证和里证、寒证和热证、虚证和实证，这几组证的表现都是相反的、矛盾的，从每组正反两方面对立的意义来说，表证、热证、实证属于阳证，里证、寒证、虚证属于阴证。阳证表现为面红身热、烦躁、呼吸气粗、声音大、话多、口渴想喝冷水、小便黄、大便干、舌苔黄、脉搏快而有力。阴证表现为面色黯淡、缺乏精神、倦怠、四肢冷、呼吸气短、不想说话、口不渴、小便清、大便稀、舌质比正常时淡一些、脉搏细且跳动无力（脉诊时手指要稍微用力才能摸到）。

除此之外，还可以概括很多内容：气属阳，血属阴；功能属阳，物质属阴；辛味、甘味药属阳，酸味、苦味、咸味药属阴；温性、热性的药属阳，凉性、寒性的药属阴等。可以说，中医离不开阴阳，中医处处有阴阳，而阴阳的关键又在于相对平衡。我们要懂得中医，就一定要懂得一些阴阳的基本道理，懂得怎么用阴阳学说的道理去调整与自己身体有关的方方面面，最终保持相对的阴阳平衡，获得健康。

五行与健康有关吗？

五行是指木、火、土、金、水。中国古代人民在长期的生活和生产实践中认识到木、火、土、金、水是自然界必不可少的基本物质，并且进一步认为世间一切事物都是由木、火、土、金、水这五种基本物质之间的运动变化生成的。这五种物质之间存在着既相互滋生又相互制约的关系，在不断的相生相克运动中维持着动态平衡，这就是五行学说的基本含义。

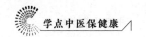

根据五行学说：凡是具有生长、升发、条达、舒畅等作用或性质的事物，均归属于木；凡是具有温热、升腾作用的事物，均归属于火；凡是具有生化、承载、受纳作用的事物，均归属于土；凡是具有清洁、肃降、收敛作用的事物，均归属于金；凡是具有寒凉、滋润、向下性质的事物，均归属于水。五行学说以五行的特性对事物进行归类，将自然界的各种事物和现象的性质及作用与五行的特性相类比后，将其分别归属于五行之中。例如。人体五脏的五行归属：肝属木，心属火，脾属土，肺属金，肾属水。人体五腑的五行归属：胆属木，小肠属火，胃属土，大肠属金，膀胱属水。人的五官的五行归属：目属木，舌属火，口属土，鼻属金，耳属水。人的情志的五行归属：怒属木，喜属火，思属土，悲属金，恐属水。药物和食物的味道五行归属：酸属木，苦属火，甘属土，辛属金，咸属水。方位的五行归属：东属木，南属火，中属土，西属金，北属水。季节的五行归属：春属木，夏属火，长夏属土，秋属金，冬属水。颜色的五行归属：青属木，赤属火，黄属土，白属金，黑属水等。

中医主要用五行学说阐述人体脏腑之间的功能联系，以说明人在健康状况下脏腑之间的关系，以及脏腑失去平衡时疾病发生、发展的规律，也用以指导脏腑疾病的治疗。五行学说认为，五行之间存在着相生、相克、相乘、相侮的关系。相生，有资生、助长的意思；五行相生的顺序：木生火，火生土，土生金，金生水，水生木，依次资生，循环无穷。相克，有相克制的意思；五行相克的顺序：木克土，土克水，水克火，火克金，金克木，依次相克，循环无穷。相乘，有相欺凌的意思，实际上就是克制过度；五行相乘的顺序：木乘土，土乘水，水乘火，火乘金，金乘木（和相克的顺序是一致的）。相侮，有欺负、凌辱的意思；相侮的顺序与相克正好相反：木侮金，金侮火，火侮水，水侮土，土侮木。正常情况下五行中任何一行都不卑不亢，所以五行之间的关系是平衡的，这种平衡是靠相生和相克来维系的。如果五行之间出现了相乘或者相侮现象，那么一定是五行中某一行出现了太过或者是不及的问题，所以相乘和相侮表示的是五行中的不正常关系，这种不正常关系会打破五行之间的相对平衡。

阴阳学说主要说明事物对立双方互相依存、互相消长和互相转化的关系。五行学说则用事物属性的五行归类及生、克、乘、侮规律，说明事物的属性和事物之间的相互关系。因此，阴阳学说和五行学说都属于中医的核心理论知识。在中医里，两者都以脏腑、经络、气血、津液等为物质基础，都从宏观自然现象（也包括人体的变化规律）出发，用取象比类的方法分析、研究、解释人体的正常生理活动和疾病的病理变化，以及人体内外的各种关系，并且指导人们正确地调理脏腑之间的各种关系，从而维护人们的健康，当然，也用于指导医生对临床疾病的辨证与治疗。

人体的脏腑、经络是怎么回事？

脏腑是中医对内脏的总称，根据生理功能特点，又可分五脏、六腑、奇恒之腑三类。

1. 五脏及其生理功能

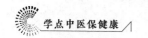

脏指心、肺、脾、肝、肾，合称五脏。五脏的共同生理功能就是化生精气并且贮藏精气，还能藏神、主管情志，所以五脏的功能既关系到身体，也关系到人的精神思维活动。五脏在人体占主导地位，是人体生命活动的根本所在。五脏各自的主要生理功能如下：

（1）心：主血，行血；主宰人的精神意识活动；舌头、脉搏、面部、汗、高兴的情绪都和心有关；心和小肠有密切联系。

（2）肺：主气，司呼吸；主管有节律地呼出废气，吸入新鲜空气；推动水液在人体的运行，调节人体水液的分布；辅助心调节人体气血的运行；喉咙、皮肤、毛发、声音、鼻和鼻涕、悲痛忧伤的情绪都和肺有关；肺和大肠有密切联系。

（3）脾：主运化，即吸收饮食中的营养物质，同时有调节人体水液代谢的作用，即吸收、传输和散布水谷精微的作用；有帮助心生成血液并且统摄血液的作用；口唇、肌肉、四肢、口水、思考问题都和脾有关；脾和胃有密切联系。

（4）肝：有疏通、宣泄气机的作用；贮藏血液，调节血量；眼睛、筋脉、指头和指甲、眼泪、愤怒的情绪都和肝有关；肝和胆有密切联系。

（5）肾：具有封藏精气的作用，主管生长发育与生殖；主导水液代谢；摄纳肺所吸入的清气，促进体内外气体正常交换；骨、髓、发、耳、唾液、前后二阴、恐惧的情绪都和肾有关；肾和膀胱有密切联系。

2. 六腑及其生理功能

腑指胆、胃、小肠、大肠、膀胱、三焦，合称六腑。六腑生理功能的共同特点是接受、传递和消化食物。六腑各自的生理功能如下：

(1) 胆：贮存和排泄胆汁，人的决断能力受胆支配。

(2) 胃：受纳和腐熟食物，胃气以能顺利下降为佳。

(3) 小肠：接受由胃下降的食糜，进行进一步的消化和吸收；将剩下的残渣和水液分别转送到大肠和膀胱，形成大便和小便排出体外。

(4) 大肠：传导糟粕，将粪便经肛门排出体外。

(5) 膀胱：贮尿和排尿。

(6) 三焦：疏通水道，通行元气，关系到全身的气化活动，为水液运行的道路。

3. 奇恒之腑及其生理功能

奇恒之腑是脑、髓、骨、脉、胆、女子胞。其在组织结构上和脏不同，但在生理功能特点上，却具有类似于脏的贮藏精气的作用；在形态上与六腑有些相似，但生理功能与六腑不同，它们不与水谷直接接触，而是一个相对密闭的组织器官，所以称为奇恒之腑。其中，胆是六腑之一，又归属奇恒之腑。奇恒之腑各自的生理功能如下：

(1) 脑：脑由髓汇集而成，记忆、视觉、听觉、嗅觉、言语等感官功能都与脑有关。

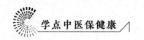

(2) 髓：养脑、充养骨和化生血液。

(3) 骨：有贮藏骨髓和支持形体的作用。

(4) 脉：是气血运行的通道，把水谷精微运载、布散到周身。

(5) 胆：贮藏和排泄胆汁，帮助消化吸收食物。

(6) 女子胞：为女性的内生殖器官，主管月经和孕育胎儿。

五脏、六腑、奇恒之腑通过经络与人体的其他组织器官相连接，形成了一个有机整体。经络是人体运行血气的通道，就像一个国家的公路网络一样，有主干，有分支，有大道，有小路。经就是主干，是大道；络就是分支，是小路。它们是维系体表之间、内脏之间，以及体表与内脏之间联系的枢纽。

我们还要清楚地认识到，中医的脏腑和西医的脏腑是不同的。西医说的一个脏器，是解剖学的一个概念；中医说的脏或腑，就不只是一个具体的脏器，可能还包括了人体某一个或几个脏器或系统的生理学、病理学的特定概念。因此，我们不能把中医与西医相同名称的脏器等同看待。

以上有选择地介绍了脏腑、经络最基础、最主要的功能，目的是让大家有所了解，以便在日常生活中有意识地注意调养。有了病痛，也能大概知道什么地方出了问题，知道医治的大方向在哪里。

中医关于人体体质的理论有哪些特点?

中医关于体质的分类方法有很多，但着眼于整体生理功能，运用阴阳分类方法对体质进行分类是基本方法。所以人体体质大致可以分为阴阳平和体质、偏阳体质、偏阴体质三大类。阴阳平和体质指功能较为协调的体质。偏阳体质指具有偏于亢奋、偏热、多动等特性的体质。偏阴体质指具有偏于不足、偏寒、多静等特性的体质。所以，三类不同体质从体形与体态、面色与肤色、性格、饮食、寒热适应性、精力与体力、疾病易感倾向和体质变化趋向等方面来看，是具有不同特征的。

（1）阴阳平和体质：身体强壮，胖瘦适宜，或胖而不臃肿，瘦而有精神；面色和肤色明润含蓄；性格随和、开朗；食量适中；耐寒耐热，自身调节和对外适应能力强；精力充沛，工作潜力大；不容易感受外邪，少生病，患病多能自愈或者容易治愈；体质不容易改变，容易长寿。

（2）偏阳体质：形体消瘦，较为结实；面色多略偏红或微黑，或者是油性皮肤；性格外向，喜动，容易急躁，自制力较差；食欲旺盛，食量较大；平时怕热喜冷，或体温偏高，容易出汗；精力旺盛，动作敏捷，反应快，性欲旺盛；容易感受风、暑、热邪，感受邪气后多从热化，表现为热证、实证，容易化燥伤阴，内伤杂病多见阴虚、阳亢、火旺之证；体质变化趋向多为阳亢、阴虚、痰火等病理性体质。

（3）偏阴体质：形体偏胖，较为虚弱；面色偏白而不够华润；性格内向，喜静而少动，胆小，容易惊恐；食量较小；平时怕冷喜热，或体温偏低；精力偏弱，动作迟缓，反应较慢，容易疲劳；容易感受寒邪、湿邪，受邪后多从寒化，表现为寒证、虚证，冬天容易生冻疮，内伤杂病多见阴盛、阳虚之证；体质变化趋向多为阳虚、痰湿、痰饮等病理性体质。

中医在确定治疗原则的时候，强调因人制宜，并且把体质学说与病因学、病机学、诊断学、治疗学和养生学等密切结合起来，以指导临床实践。由于人体体质具有特异性、多样性和可变性，就形成了个体对疾病的易感倾向、病变性质、疾病过程及其对治疗的反映等方面的明显差异。体质的特殊性是由脏腑之盛衰、气血之盈亏决定的，反映了机体阴阳运动形式的特殊性。

人的体质决定了人对某种致病因素和疾病的易感性，也就是说，不同体质对某种致病因素和疾病有特殊易感性。中医病因学早就认识到了这一现象，所以有“同气相求”的说法。比如素体阳虚的人，表现出形寒怕冷，容易感受寒邪而为病，感受寒邪也容易入里，常常伤脾、肾的阳气；素体阴虚的人，就不耐暑热而容易感受温邪；素体湿盛的人，容易感受湿邪，常常因为外湿引动内湿而出现泄泻、水肿等病症。由此可见，不同体质的人发病情况各不相同。肥胖的人多痰湿，容易中风；瘦人多火，容易得痨嗽病；年老者肾衰，常常患痰饮、咳喘病。这说明体质的偏颇是造成机体容易患某病的根本原因。

正气虚是形成疾病的内在根据，而邪气则是疾病形成的外在条件。正气虚，邪气才会乘虚而入；正气实，则邪不可干。正气取决于体质，体质的强弱又决定着正气的虚实。因此，我们通常说的发生疾病的内在因素在很大程度上是指人的体质因素。可以说体质决定发病与否，以及发病后的情况。一方面，体质的强弱决定是否感受外来的邪气；另一方面，人体感受邪气之后，由于体质不同，发病情况也不尽相同。有的立刻发病，有的则不。体质健壮，正气旺盛，就不容易生病；体质衰弱，正气内虚，则容易生病。比如脾阳素虚的人，稍稍吃点生冷的食品就会发生泄泻；而脾胃强盛者，虽然也吃了生冷食品，却不发病。可见，感受邪气之后，机体是否发病，往往取决于人的体质。

人体感受邪气之后，由于体质的特殊性，病理性质往往发生不同的变化。比如同为感受风寒之邪，阳热体质的人得病后往往从阳化热，而阴寒体质的人则容易从阴化寒。又比如同样为湿邪，阳热体质的人感受后，湿邪容易从阳化热，而表现为湿热的症候，而阴寒体质的人感受后，湿邪容易从阴化寒，而表现为寒湿的症候。因禀性有阴阳，脏腑有强弱，所以机体对致病因素的反应就有区别。

中医学中有一个名词叫传变，指疾病的变化和发展趋势。传变也是因人而异的。感受邪气后，体质强壮者或者感受邪气轻微者，有可能体内的正气能自己战胜邪气而出现疾病自愈的情况。如果在邪气盛而身体体质又弱的情况下，就具有产生传变的条件，则疾病可能会迅速传变。总之，疾病传变与否，虽与邪之盛衰、治疗得当与否有关，但主要取决于体质。

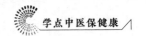

从上面可以看出，疾病的发生、发展过程，取决于体质。当然与病邪性质和盛衰也有密切关系。中医说的“证”，在整个病程中具有时相性的特征，不是固定不变的，它随病情的变化而时刻变化着。“证”常常以体质为传变的关键，体质是形成“证”的物质基础之一。所谓“异病同证”和“同病异证”，在一定程度上是以体质学说为依据的。

辨证论治是中医的特点，而体质是辨证的基础，体质决定临床症候类型。同一致病因素或同一种疾病，由于体质不同，其临床症候类型也有不同。比如同样感受寒邪，有的人出现发热恶寒、头身疼痛、苔薄白、脉浮等风寒表证，有的人一发病就出现畏寒肢冷、纳呆食减、腹痛泄泻、脉象缓弱等脾阳不足之症。前者平素体质尚强，正气御邪于肌表；后者阳气素虚，正不胜邪，以致寒邪直中于里，所以表现不同。又比如同一地区、同一时期所发生的感冒，由于病邪不同、体质不同，感受也有轻重。因此，“同病异证”的决定因素不在于病因而在于体质。病因相同或者疾病相同，而体质不同，则出现不同的症候。另外，“异病同证”也与体质有关，即使是不同的病因或不同的疾病，由于体质在某些方面具有共同点，常常会出现相同或类似的临床证型。比如泄泻和水肿都可以表现出脾肾阳虚证。可见，体质是形成“证”的生理基础之一，所以辨体质是辨证的重要根据。

体质是治疗的重要依据。在疾病的防治过程中，按体质论治既是因人制宜的重要内容，又是中医治疗的特色。在中医临床上，同一种病，同一种治法，对这个病人有效，对其他病人则可能无效；还有的人不但无效，反而有害。其原因就在于病同而人不同，体质不同，所以疗效不一。这说明体质与治疗有着密切的关系，体质决定着治疗效果。因此，临床上中医医生必须结合体质进行辨证论治。比如面白体胖，属阳虚体质者，本来是寒湿之体，若感受寒湿之邪，一般就要用大热方药驱邪；若感受湿热之邪则必然缠绵难愈，在治疗的时候要通阳化湿，药性过凉则湿邪容易闭阻于内而造成阳气更加虚弱。相反，如果面色苍白，形体消瘦，属阴虚体质者，容易动内火，湿从热化，反伤津液，所以其治疗方法与阳虚体质必然不同。因此阳虚、阴虚体质，虽然同样感受湿热病邪，治法却大不相同。总之，阳盛或阴虚之体，应慎用温热伤阴的药物；阳虚或阴盛之体，则要慎用寒凉伤阳的药物。由于体质有阴阳不同的差异，临床上中医医生用药要注意根据体质选用不同的药物，尤其要注意药物的性味。一般来说，阴虚体质者宜甘寒、酸寒、咸寒、清润，忌辛热温散、苦寒沉降；阳虚体质者宜益火温补，忌苦寒泻火；气虚体质者宜补气扶正，忌耗散攻伐等。另外，要注意用药剂量，一般来说，身高而壮实者剂量宜稍微大些，体瘦而弱者剂量宜小些；对急躁者宜用大剂量取其速效，性情多疑者宜用平稳之剂缓缓求之。

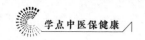

为什么说“一脉不和，周身不安”？

中医非常重视人体本身的统一性、完整性及其与自然界的相互关系。它认为人体是一个不可分割的有机整体，构成人体的各个部分在结构上是不可分割的，在功能上是相互协调、相互为用的，在病理上也是相互影响的，所以才有“一脉不和，周身不安”这一说法。中医还认识到人体与自然环境有密切关系，人类在能动地适应自然和改造自然的过程中，维持着机体的正常生命活动。这种人体体内环境与人体体外环境的统一性、机体自身整体性的思想，被称为整体观念。

中医的整体观念主要体现在两个方面：一是认为人体是一个有机整体；二是认为人与环境之间有密切的联系，也就是说，人的生存与环境不可分割，也是一个有机整体。人体是由若干脏腑、组织等所组成的，它们有各自不同的正常生理功能，而这些不同的生理功能又都是整体活动的一个组成部分，这就决定了人体的整体统一性，决定了它们彼此之间在生理上相互联系、相互制约，以维持人体生理活动的协调平衡。在生病时，病理上也相互影响而产生复杂的病理反应。这种整体的联系或影响，是以五脏为中心，通过经络系统的联络作用而实现的，具体表现在生理、病理、治疗等各个方面。

（1）在生理上相互联系、相互制约。中医认为五脏六腑和皮、肉、脉、筋、骨等形体组织，以及口、鼻、舌、眼、耳、前后二阴等官窍组织之间存在着有机的联系，形成一个整体，共同完成人体统一协调的功能活动。而且脏腑组织之间也是相互分工、合作，相互制约、调节的不可分割的关系。

（2）在病理上相互影响、相互传变。例如脏腑功能失常可以通过经络反映到人体表面，人体表面组织器官的病变也可以通过经络而影响脏腑。同时，脏与脏、脏与腑、腑与腑之间也可以通过经络相互影响，发生疾病的传变。所以说“一脉不和，周身不安”，强调了身体局部和整体的关系，实际上表达了整体观念。在整体观念的指导下，中医医生可以通过五官、形体、颜色和脉象等外在的异常表现，推断和了解内脏的病变，做出正确的诊断，以便正确地治疗。比如，舌通过经络直接或间接地与五脏相联系，人体内部脏腑的虚实、气血的盛衰、津液是正常还是亏损，以及疾病的轻重顺逆，都可通过经络而显现在舌上，因此观察舌象可以知道内脏的功能状态，这就是中医看病时为什么要看舌的原因。

（3）在治疗上要从整体出发，进行辨证论治。中医强调治疗要从整体出发，注意整体的阴阳气血失调情况，并从协调整体阴阳气血及脏腑的平衡出发，扶助正气，祛除邪气，消除病变对全身的影响，切断病变在脏腑之间传变所造成的连锁反应，通过整体的治疗效应，达到消除病邪、治愈疾病的目的。例如，心开窍于舌，又与小肠相联系，所以口舌溃烂可用清心火、泻小肠火的方法治疗，让心火通过小便排出体外而治愈口舌溃烂。口舌溃烂病症本来在上，治疗时却从下给病邪找了条出路。这就是在整体观指导下确定的有效的治疗原则。中医的辨证论治，实际上也是整体观念在具体治疗方面的体现。

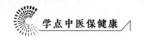

人体不仅本身是一个有机整体，而且与自然界也存在着对立统一的整体关系。人生活在自然界之中，自然环境和自然条件是人类所赖以生存的物质基础。同时，自然界的各种变化又直接或间接地影响着人体，而人体则会相应地产生反应。属于生理范围的，即进行生理调节适应，超越了这个范围，即出现病理性反应。此外，季节气候对人体的影响、昼夜晨昏对人体的影响、地方环境对人体的影响等，都是整体观念所关心的内容。所以因时制宜、因地制宜、因人制宜，就成了中医治疗的重要原则。因此，在辨证论治过程中，就必须注意和分析外在环境与内在整体的有机联系，从而进行有效的治疗。虽然我们不是专业的中医医生，在日常的活动中我们也要学会用整体观念去观察问题、分析问题，才能正确地解决问题。

我们能学到一些简单的看病方法吗?

通常人们会认为中医很玄，很难学。确实，中医博大精深，要想成为一名专业的中医医生，就必须学习很多的中国文化知识和中医的专业知识，要“上知天文，下知地理，中知人事”，还要经过长期的临床实践才行。但作为非专业人士，以预防疾病、保持健康和对常见的疾病有一些初步的认识为目的的话，那么人人都可以学会一些简单的诊断方法。

1. 中医收集人体异常表现的诊断方法

中医是用望、闻、问、切这四种方法诊断疾病的，并不用难以操作的仪器，也不需要记住太多繁杂的诊断数据。只需要用你的眼睛望，即“望诊”；用你的鼻子闻、耳朵听，即“闻诊”；用嘴巴问，即“问诊”；用手触摸，即“切诊”。这就是中医用的诊断方法，简称为“四诊”，至今依然普遍使用。“四诊”所收集的各种信息，是中医辨证施治的重要依据。

（1）“望诊”：就是观察病人的神、色、形、态的变化。“神”是精神、神志状态，“色”是五脏气血在外的表现，“形”是形体丰实虚弱的征象；“态”是灵活或呆滞的表现。对病人面、目、口、鼻、齿、舌和苔、四肢、皮肤进行观察，可以了解病人的“神”。中医很强调“望诊”，认为“望而知之谓之神”，所以把“望诊”放在“四诊”的第一位。

（2）“闻诊”：是指听病人说话、呼吸、咳嗽、呕吐、呃逆、嗳气等的声动，还要以鼻闻病人的体味、口臭、痰涕、大小便的气味。

（3）“问诊”：就是问病人起病和发病过程中的情形，如寒热、汗、头身感觉、大小便、饮食、胸腹、耳、口等。

（4）“切诊”：就是脉诊和触诊。脉诊就是切脉，掌握脉象；触诊，就是以手触按病人的体表病变部分，诊察病人的体温和反应，如拒按或喜按等，以帮助诊断。

2. 人体正常表现

下面介绍一些人体的正常表现，以便对比，发现病情。

（1）有神：表现为神志清晰、思维敏捷、面色荣润、呼吸均匀、言语清亮、肌肉丰满、动作自如、反应灵敏，说明人体精气充盛、体健神旺。

（2）面色正常：国人的肤色一般是红黄隐隐，也有偏黑、偏白、偏青的个体差异，但看起来有光泽、自然，都属于正常色。

（3）形体和动态正常：表现为胖瘦适中、骨骼粗壮、胸廓宽阔、肌肉充实、皮肤润泽、动态自如、灵活自然。

（4）头、颈项、五官、前后二阴和皮肤的形态、功能、色泽正常。比如头的形状大小合适，没有异常，能自如地转动；眼睛、耳朵、鼻子、口舌没有异常形态，能看、能听、能闻、能说、能吃，功能正常；前后二阴形态没有异常；皮肤色泽没有异常等。

（5）舌体柔软，活动自如，颜色淡红，荣润鲜明，舌苔薄白，颗粒均匀，干湿适中，简单地说叫“淡红舌，薄白苔”。

（6）发声自然，音调和畅，音声圆润，表示人体气血充盈，发声器官和脏腑功能正常。

（7）身体无异常气味，排泄物如痰液、尿液、大便、妇女的月经、带下等没有特别的异味。

（8）能正常吃喝，正常睡觉，正常大小便，妇女没有月经异常、带下异常。

（9）脉搏（食指、中指、无名指三根指头并齐，去触摸手腕部靠大拇指一边的桡侧处，可摸到脉搏）正常，在正常呼吸的状态下，一呼一吸跳动 4 次或 5 次。位置居中，不快、不慢，从容、和缓、有力，节律匀整。

符合以上条件，就可以说是一个身体健康的人。

常用的病症判别方法有哪些？

疾病的表现尽管极其复杂，但基本都可以归纳为八种类别，即阴证、阳证，表证、里证，寒证、热证，实证、虚证，这就是中医的“八纲辨证”的分类。根据病位的浅深，邪气在表在里而分为表证、里证；根据阴阳的偏颇，若阳盛或阴虚则为热证，阳虚或阴盛则为寒证；根据邪气和正气的盛衰状况，邪气表现盛的叫实证，正气表现衰的叫虚证。在前面六类的基础上再分出阴证和阳证。表证、热证、实证为阳证，里证、寒证、虚证为阴证。

（1）表证：在发热的同时又觉得冷，头痛，舌苔薄白，脉浮，用手指轻轻触摸就能摸到脉搏为其基本的症候表现，常常还同时出现四肢关节和全身肌肉酸痛、鼻塞、咳嗽等症状。

（2）里证：是病位深在脏腑、气血、骨髓等的症候。表现很复杂，如肝病的眩晕、胁痛，心病的心悸、气短，肺病的咳嗽、气喘，脾病的腹胀、泄泻，肾病的腰痛、尿闭等。因此，一般来说，凡是没有表证表现的一切症候都属里证。

（3）寒证：怕寒冷并能看出怕寒冷的样子，四肢冷，口不渴或喜欢喝热饮，面色白，咳白色痰，腹痛喜欢暖和，大便稀溏，小便清长，舌质淡，苔白，脉要重按才能摸到，并且一呼一吸脉搏少于4次。

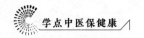

（4）热证：发热，不怕冷，烦躁不安，口渴喜欢喝冷饮，脸红、眼睛也发红，咳痰黄稠，腹痛喜凉，大便干燥难解，小便色黄量少，舌质红，苔黄，一呼一吸脉搏超过5次。

（5）虚证：面色苍白或萎黄，精神萎靡，身疲乏力，心悸气短，怕冷，四肢冷或手脚心发热，胸口也烦热，动不动就自己出汗，或者晚上睡着了出汗，醒了就不出了，大便溏泻，小便次数多，自己控制不住小便，舌少苔或无苔，脉虚弱、搏动无力。

（6）实证：高热，面红，烦躁，神志不清，声音高，呼吸气粗，腹胀、疼痛，用手触摸感到疼痛，痰涎壅盛，大便秘结不通，解小便不利落，或者有瘀血肿块，水肿，饮食停滞，虫积，舌苔厚腻，脉实有力。

（7）阴证：一般而言，阴证必见寒象，以怕冷、不发热、四肢冷、精神萎靡、脉沉且重按才能触摸到、脉搏无力、一呼一吸脉搏少于4次等为主要症状。由脏腑器官功能低下、机体反应衰退引起，多见于年老体弱，或久病，呈现一派虚寒的表现。

（8）阳证：是体内阳气亢盛、正气未衰的症候。一般而言，阳证必见热象，以发热、怕热、四肢温暖、烦躁口渴、脉数有力等为主要症状。由脏腑器官功能亢进引起，多见于体壮者，新病、初病即呈现一派实热的表现。

以上是常见的一些疾病症状的辨析，如果知道了阴证、阳证、表证、里证、寒证、热证、虚证、实证的基本表现，我们就能大概地判别病情的轻重缓急，就知道了治疗的基本原则。比如寒证就一定要用热性的药，阳证就要用阴性的药等。当然，如果太复杂了，你弄不明白，辨不清楚了，那么多半就说明不是你自己能解决的问题了，那就应该去医院看医生了。

➡ 外感六淫后有哪些特征表现？

六淫为外感病因之一。当自然界气候变化异常，或人体抵抗力下降时，六淫就可侵害人体导致外感病的发生。六淫是风、寒、暑、湿、燥、火（热）六种外感病邪的统称。在正常情况下，风、寒、暑、湿、燥、火是自然界六种不同的气候变化，是万物生长和人类赖以生存的必要条件，称为六气。人类长期生活在六气交互更替的环境中，就产生了一定的适应能力，所以一般不会生病。如果自然界气候变化异常，超过了人体的适应能力，或人体的正气不足，抵抗力下降，不能适应气候变化，六气就成为致病因素。这个时候，伤人致病的六气就被称为六淫。淫，有太过和浸淫的意思。由于六淫是致病邪气，所以又被称为六邪。

自然界气候变化异常与否是相对的。这种相对性表现在两个方面：一是与该地区常年同期气候变化相比，或太过，或不及，或非其时而有其气，比如冬天本来应该寒冷却反而变得温暖，或者夏天应该热却反而寒冷，或气候变化过于剧烈急骤，如严寒酷热、暴冷暴热等。此时六气就变为六淫侵犯人体而发病。二是气候变化作为致病条件，主要是与人体正气及调节适应能力的强弱相对而言的。若气候剧变，正气充盛者可自我调节而不发病，正气虚弱者则可能发病；气候正常，个体正气不足，仍可发病，这时对于病人而言，六气即成为致病邪气，所致病症也属六淫致病范畴。六淫的共同致病特点是致病邪气多从肌表、口鼻而入，或两者同时受邪，如风寒湿邪易犯肌表，温热燥邪易自口鼻而入。由于六淫病邪均自外界侵犯人体，故称为外感致病因素，所致疾病被称为外感病。

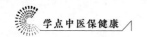

六淫致病常常有明显的季节性。比如春季多风病，夏季多暑病，长夏多湿病，秋季多燥病，冬季多寒病。六淫致病与时令气候变化密切相关，故又称为时令病。由于气候异常变化的相对性，故夏季也可见寒病，冬季也可有热病。六淫致病与生活、工作的区域环境也密切相关。比如西北多燥病，东北多寒病，江南多湿热为病，久居潮湿环境多湿病，长期在高温环境作业者多燥热或火邪为病等。六淫邪气既可单独伤人致病，又可两种或两种以上同时侵犯人体而为病，如风热感冒、暑湿感冒、湿热泄泻、风寒湿痹等。

中医主要运用类比和演绎的思维方法认识风、寒、暑、湿、燥、火的性质和致病特征，就是以自然界的气象、物象与人体临床表现相类比，经过反复临床实践的验证，不断推演、归纳、总结。

1. 风　邪

凡致病具有善动不居、轻扬开泄等特性的外邪，称为风邪。风邪为病，四季常有，以春季多见。风邪来去迅速，善动不停留，变幻无常，其性轻扬开泄、动摇，而且无孔不入。风邪侵犯人体多从皮毛而入，引起外风病症。风邪的性质和致病特征如下：

（1）风为阳邪，轻扬开泄，易袭阳位：风邪善动不居，具有轻扬、升发、向上、向外的特性，故属于阳邪。其性开泄，指其易使腠理开泄而汗出。故风邪侵袭，常伤及人体的上部，如头部、面部、阳经和肌表，使皮毛腠理开泄，出现头痛、汗出、恶风等症。

（2）风性善行而数变：善行，指风性善动不居、游移不定。其致病具有病位游移、行无定处的特征。如风、寒、湿三气杂至而引起的痹证，若见游走性关节疼痛，痛无定处，则属于风邪偏盛的表现，称为“行痹”或“风痹”。数变，指风邪致病变幻无常，发病迅速。例如，风疹块（荨麻疹）表现为皮肤瘙痒时，疹块发无定处，此起彼伏，时隐时现。同时，以风邪为先导的外感病，一般发病急，传变也较快。如风中于头面，可突发口眼㖞斜；小儿风水证起病仅有表证，但短时间内即可见头面一身俱肿、小便短少等。

（3）风性主动：主动，指风邪致病具有动摇不定的特征。例如，风邪入侵，常见颜面肌肉抽搐，或眩晕、震颤、颈项强直、角弓反张、两目上视等。临床上因受风而面部肌肉颤动，或口眼㖞斜，为风中经络；因金刃外伤，复受风毒之邪而出现四肢抽搐、角弓反张等症，也属于风性主动的临床表现。

（4）风为百病之长：一是指风邪常兼他邪合而伤人，为外邪致病的先导。因风性开泄，凡寒、湿、暑、燥、热诸邪，常依附于风而侵犯人体，从而形成外感风寒、风湿、风热、风燥等证。二是指风邪袭人致病最多。风邪终岁常在，故发病机会多；风邪入侵，无孔不入，表里内外均可遍及，侵害不同的脏腑组织，引发多种病症。古人甚至将风邪作为外感致病因素的总称。

2. 寒　邪

凡致病具有寒冷、凝结、收引特性的外邪，称为寒邪。寒是冬季的主气，若寒冷太过，伤人致病则为寒证。寒邪致病常见于冬季，当大地变得寒冷时，伤于寒者为多，故冬天多寒病，但寒邪为病也可见于其他季节。气温骤降、涉水淋雨、汗出当风、空调过凉，也常为感受寒邪的重要原因。寒客肌表，郁遏卫阳者，称为“伤寒”；寒邪直中于里，伤及脏腑阳气者，称为“中寒”。寒邪的性质和致病特征如下：

（1）寒为阴邪，易伤阳气：寒邪侵入后，机体的阳气奋起抵抗。阳气本可制阴祛寒，但若寒邪亢盛，则阳气不仅不足以驱除寒邪，反为寒邪所侵害。所以，感受寒邪最易损伤人体阳气。寒邪伤阳，可致寒遏卫阳的实寒证，或阳气衰退的虚寒证。如外寒侵袭肌表，卫阳被遏，可见恶寒、发热、无汗、鼻塞、流清涕等症；寒邪直中脾胃，脾阳受损，可见脘腹冷痛、呕吐、腹泻等症；若心肾阳虚，寒邪直中于少阴，则可见恶寒蜷卧、手足厥冷、下利清谷、小便清长、精神萎靡、脉微细等。

（2）寒性凝滞：指寒邪侵入，易使气血津液凝结，经脉阻滞。人身气血津液之所以畅行不息，全赖一身阳和之气的温煦推动。一旦阴寒之邪侵犯，阳气受损，失去其温煦作用，容易使经脉气血运行不畅，甚至凝结阻滞不通，不通则痛。故疼痛是寒邪致病的重要临床表现。因寒而痛，一是有明显的受寒原因，二是其疼痛得温则减，遇寒增剧。由于寒邪侵犯部位不同，因而可出现多种疼痛症状。如寒客肌表经络，气血凝滞不通，则头、身、肢体关节疼痛，痹证以关节冷痛为主者，称为“寒痹”或“痛痹”；寒邪直中胃肠，则脘腹剧痛；寒客肝脉，可见少腹或阴部冷痛等。若寒遏阳气，使其温煦蒸化失司，则津液凝结而为痰饮水湿。

（3）寒性收引：指寒邪侵袭人体，可使气机收敛，腠理、经络、筋脉收缩而挛急。例如寒邪侵及肌表，毛窍腠理闭塞，卫阳被郁不得宣泄，可见恶寒、发热、无汗等；寒客血脉，则气血凝滞、血脉挛缩，可见头身疼痛、脉紧；寒客经络关节，则经脉收缩拘急，甚至挛急作痛、屈伸不利，或冷厥不仁等。

3. 暑　邪

凡夏至之后，立秋以前，致病具有炎热、升散，兼湿特性的外邪，称为暑邪。暑邪致病，有明显的季节性，主要发生于夏至以后，立秋之前，有伤暑和中暑之别。起病缓，病情轻者为伤暑；发病急，病情重者为中暑。暑邪的性质和致病特征如下：

（1）暑为阳邪，其性炎热：暑为盛夏火热之气所化，火热属阳者多表现为一系列阳热症状，如高热、心烦、面赤、脉洪大等。

（2）暑性升散，扰神伤津耗气：暑为阳邪，其性升散，所以容易上扰心神，或者侵犯头目，出现烦闷不宁、头昏、目眩、面赤等。散，指暑邪侵犯人体，可致腠理开泄而多汗。汗出过多，不仅伤津，而且耗气，故临床除见口渴喜饮、尿赤短少等津伤之症，往往可见气短、乏力，甚至清窍失养而突然昏倒，不省人事。

（3）暑多挟湿：暑季气候炎热，且常多雨水，热蒸湿动，水气弥漫，所以暑邪致病多挟湿邪为患。其临床表现除发热、烦渴等暑热症状，常兼见身热不扬、四肢困倦、胸闷呕恶、大便溏泄不爽等湿滞症状。比如夏季的感冒病，多属暑邪兼挟湿邪而致。

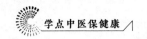

了解了六淫的季节和产生条件，以及其特性和致病特征，我们就可以在不同的季节里注意预防，以减少六淫致病的机会。如果不小心感受了六淫邪气，我们也知道其发病特征，可以更好地配合治疗。

4. 湿　邪

凡致病具有重浊、黏滞、趋下特性的外邪，称为湿邪。湿为长夏的主气。长夏即农历六月，正值夏秋之交，阳热尚盛，雨水且多，热蒸水腾，为一年中湿气最盛的季节。若湿气淫胜，伤人致病，则为湿证。湿邪为病，长夏居多，但四季均可发生。湿邪侵入所致的病症称为外湿病症，多由气候潮湿、涉水淋雨、居处潮湿、水中作业等所致。湿邪的性质和致病特征如下：

（1）湿为阴邪，容易损伤阳气，阻遏气机：湿为重浊有质之邪，与水同类，故属阴邪。阴邪侵入，机体阳气与之抗争，故湿邪侵入，易伤阳气。脾主运化水液，性喜燥而恶湿，故外感湿邪，常易困脾，致脾阳不振，运化无权，从而使水湿内生、停聚，发为泄泻、水肿、尿少等症。因湿为重浊有质之邪，侵入最易留滞于脏腑、经络，阻遏气机，使脏腑气机升降失常，经络阻滞不畅。例如湿阻胸膈，气机不畅则胸膈满闷；湿阻中焦，脾胃气机升降失常，纳运失司，则脘痞腹胀，食欲减退；湿停下焦，肾与膀胱气机不利，则小腹胀满，小便淋涩不畅。

（2）湿性重浊：指湿邪致病，出现以沉重感为特征的临床表现，如头身困重，四肢酸楚、沉重等。若湿邪外袭肌表，困遏清阳，清阳不升，则头重如束布帛，湿邪阻滞经络关节，阳气不得布达，则可见肌肤不仁、关节疼痛重着等，称为“湿痹”或“着痹”。“浊”，即秽浊不清，指湿邪为患，易呈现分泌物和排泄物秽浊不清的现象。例如湿浊在上，则面垢、眵多；湿滞大肠，则大便溏泄、下痢脓血；湿浊下注，则小便浑浊，妇女白带过多；湿邪浸淫肌肤，则可见湿疹浸淫流水等。

（3）湿性黏滞：湿邪致病，其黏腻停滞的特性主要表现在两个方面。一是症状的黏滞性，如排泄物和分泌物多湿浊质黏，痢疾的大便排泄不爽，淋证的小便滞涩不畅，以及口黏和舌苔厚滑黏腻等。二是病程缠绵。湿性黏滞，易阻气机，气不行则湿不化，胶着难解，故病程较长，反复发作，缠绵难愈。例如湿温、湿疹、湿痹等，都因其湿而不易速愈，或反复发作。

（4）湿性趋下，易袭阴位：湿邪为重浊有质之邪，类水属阴而有趋下之势，人体下部亦属阴，同类相求，故湿邪为病，多易伤及人体下部，如水肿、湿疹等病以下肢较为多见。

5. 燥　邪

致病具有干燥、伤津等特性的外邪，称为燥邪。燥为秋季的主气。秋季气候干燥，缺乏水分滋润，自然界呈现一派肃杀的景象。燥气太过，伤人致病，则为燥邪。燥邪伤人，多自口鼻而入，首犯肺卫，发为外燥病症。初秋还有夏末的余热，久晴无雨，秋阳以曝，燥与热合，侵犯人体，发为温燥；深秋近冬之寒气与燥相合，侵犯人体，则发为凉燥。燥邪的性质和致病特征如下：

（1）燥性干涩，易伤津液：燥邪为干涩之病邪，侵犯人体，最易损伤津液，出现各种干燥、津伤的症状，如口鼻干燥、咽干口渴、皮肤干涩甚至皲裂、毛发不荣、小便短少、大便干结等。

（2）燥易伤肺：肺为娇脏，喜润而恶燥。肺主气司呼吸，直接与自然界大气相通，而且外合皮毛，开窍于鼻，燥邪多从口鼻而入，所以最易损伤肺津，从而影响肺气的宣降，甚或燥伤肺络，出现干咳少痰，或痰黏难咯，或痰中带血，甚至喘息胸痛等。由于肺与大肠相表里，肺津耗伤，大肠失润，传导失司，可现大便干涩不畅等症。

6. 火（热）邪

凡致病具有炎热升腾等特性的外邪，称为火（热）邪。火热旺于夏季，但并不像暑那样具有明显的季节性，也不受季节气候的限制。火热之气太过，变为火热之邪，伤人致病，一年四季均可发生。火热之邪侵入人体所致的病症，称为外感火热病症或外火证。火与热异名同类，本质皆为阳盛，都是外感六淫邪气，致病也基本相同。火邪与热邪的主要区别：热邪致病，临床多表现为全身弥漫性发热征象；火邪致病，临床多表现为某些局部症状，如肌肤局部红、肿、热、痛，或口舌生疮，或目赤肿痛等。火热之邪的性质和致病特征如下：

（1）火热为阳邪，其性趋上：火热之性燔灼、升腾，阳邪侵入，人体之阴气与之相搏，邪气亢盛则致人体阳气病理性偏亢，“阳胜则热”，故发为实热性病症，临床多见高热、恶热、烦渴、汗出、脉洪数等。火性趋上，火热之邪易侵害人体上部，故火热病症多发生在人体上部，尤以头面部多见，如目赤肿痛、咽喉肿痛、口舌生疮糜烂、牙龈肿痛、耳内肿痛或流脓等。

（2）火热易扰心神：火热与心相通应，故火热之邪入于营血，尤易影响心神。轻者心神不宁而心烦、失眠；重者可扰乱心神，出现躁狂不安，或神昏、谵语等。

（3）火热易伤津耗气：火热之邪侵入，热淫于内：一方面迫津外泄，因气随津泄而致津亏气耗；另一方面则直接消灼、煎熬津液，耗伤人体的阴气，即所谓热盛伤阴。故其临床表现除热象显著外，往往还有口渴喜冷饮、咽干舌燥、小便短赤、大便秘结等。阳热太盛，大量伤津耗气，临床可兼见体倦乏力、少气懒言等气虚症状，重则可致全身津气脱失的气脱证。

（4）火热易生风动血：生风，是指火热之邪侵犯人体，燔灼肝经，耗劫津液，筋脉失养失润，易引起肝风内动的病症。由于此肝风为热甚引起，所以又称“热极生风”。临床表现为高热神昏、四肢抽搐、两目上视、角弓反张等。动血，指火热入于血脉，易迫血妄行。火热之邪侵犯血脉，轻则加速血行，重则可灼伤脉络，引起各种出血证，如吐血、衄血、便血、尿血、皮肤发斑、妇女月经过多及崩漏等。

（5）火邪易致疮痈：火邪入于血分，可聚于局部，腐蚀血肉，发为痈肿疮疡。由火毒壅聚所致之痈疡，其临床表现以疮疡局部红、肿、热、痛为特征。

肝和胆的常见病症有哪些？

中医学认为肝在胁下，胆附于肝，肝藏血，主疏泄，喜条达而恶抑郁，肝主筋，开窍于目。肝病的表现有虚证也有实证，但以实证为多见。常见的有肝气郁结、肝火上炎、肝阳妄动等。虚证通常由肾阴亏虚、精不化血造成肝失濡养所致，分为肝阴不足、虚阳上扰等。如果外寒入侵，滞留于肝脉，也属于肝病实证。

1. 肝病虚证

肝病虚证主要是肝血不足，病人表现为头晕耳鸣，两目干涩，视物不清，肢体麻木，肌肉颤动，面色无华，爪甲不荣，或者妇女月经量少、闭经，舌淡，脉沉细。造成以上病变的原因是生血不足，或者病人失血过多，或者久病耗伤肝血，导致肝血亏虚，或者肾阴不足，肝肾同源，精不化血，血不养肝，应以补肝血、养肾精的药物来治疗。

2. 肝病实证

（1）肝气郁结：病人表现为两胁胀痛，心烦易怒，经常长长地叹息，妇女乳房、少腹胀痛，月经前腹痛，月经不调，或见腹部包块，舌苔薄白，脉沉弦。造成以上病变的原因是肝为情志所伤，郁怒伤肝后，肝失疏泄，肝郁气滞，气郁日久，会导致血液瘀结。肝气郁结的治法是疏肝理气。

（2）肝火上炎：病人表现为头痛，眩晕，眼睛发红并且肿痛，出现阵阵耳鸣如潮，口苦，容易发怒，胁肋烧灼疼痛，大便秘结，小便色黄，舌红苔黄，脉弦数。造成以上病变的原因是肝郁日久，气郁化火，火郁肝经，循经上炎。肝火上炎的治法是清泻肝火。

（3）肝胆湿热：病人表现为胁肋胀痛，口苦，恶心，黄疸，睾丸肿胀、热痛，女性可出现外阴瘙痒，带下色黄有臭味，舌苔黄腻，脉弦数。造成以上病变的原因是感受湿热之邪，郁而不达，或者饮食不节，过食肥甘酒酪，损伤脾胃，运化失常，则湿浊内生，郁而化热，湿热蕴结，熏蒸肝胆，引起肝胆疏泄失常，脾胃升降失司，或湿热下注等病理变

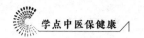

化。肝胆湿热的治法是清泄湿热。

（4）肝阳上亢：病人表现为头目眩晕，出现阵阵耳鸣如潮，头痛而且胀，急躁易怒，失眠多梦，舌质红，脉弦细数。造成以上病变的原因是肝肾阴虚，阴不制阳。肝阳上亢的治法是平肝潜阳。

（5）肝风内动：病人主要表现为头晕眼花，肢体麻木，言语不利，舌红，脉弦细，甚至突然昏倒，舌强硬不能话语，半身不遂。造成以上病变的原因是肝为情志所伤，使人体阴阳失调，肝肾阴虚，阴不制阳，肝阳上亢，阳亢引起风动，或者过食肥甘，嗜酒无度，痰热内蕴，肝阳偏亢而化风，风阳内动，挟痰上扰，蒙蔽清窍，流走经络。肝风内动的治法是镇肝息风。

（6）寒滞肝脉：病人主要表现为少腹胀痛，并且可牵动睾丸引起坠胀疼痛或阴囊收缩，受寒加重，得热则缓，脉沉弦或迟。造成以上病变的原因是外感寒邪，入侵肝脉，肝经气血凝滞，肝气失宣，络脉痹阻。寒滞肝脉的治法是暖肝散寒。

3. 肝病兼证

（1）肝脾不调：病人的主要表现为胸胁胀痛，经常长长地叹息，饮食减少，腹部胀满，大便稀溏，肠鸣，苔薄白，脉沉弦。造成以上病变的原因是情志不舒，郁怒伤肝，肝失疏泄，气机郁结，横逆犯脾，脾失健运。肝脾不调的治法是疏肝健脾。

（2）肝气犯胃：病人的主要表现为胸胁胀满，经常长长地叹息，胃脘胀痛，呃逆嗳气，冒酸嘈杂，易怒，舌苔薄黄，脉沉弦。造成以上病变的原因是郁怒伤肝，肝失条达，以致横逆犯胃，胃失和降。肝气犯胃的治法是疏肝和胃。

(3) 肝火犯肺：病人的主要表现为胸胁烧灼疼痛，咳嗽，甚至咳血，烦热口渴，急躁易怒，舌红苔黄，脉弦数。造成以上病变的原因是情志郁结，气郁化火，或邪热蕴结于肝经，火热犯肺，灼伤津液，肺失肃降。肝火犯肺的治法是清肝泻肺。

辨认肝的病症要注意：中医学认为肝为刚脏，体阴而用阳，肝性喜升发，恶抑郁，所以肝病以实证、热证较为多见。在肝病实证中，肝气郁结、肝火上炎、肝风内动多因情志抑郁，使肝的疏泄功能失常，导致肝气郁结，郁而化火，火盛动风。所以治疗的时候医生通常要根据具体情况分清主次，随证施治，正确地选用疏肝、清肝、平肝息风等方法治疗。如果肝病实证日久不愈，伤及肝肾之阴，便会形成本虚标实。

心与小肠的常见病症有哪些？

心在胸中，主血脉，其华在面，主神志，开窍于舌。心的经络下络小肠，与小肠互为表里，心包在心的外面。因此，心的病多表现在血脉运行障碍和思维活动异常方面。发病原因多是脏气虚弱，病后失调，或思虑劳心过度，导致心气亏虚或耗伤心血；或者因情志抑郁，化火生痰，痰火上扰；或者气滞脉中，瘀血阻络；或者饮邪阻遏心阳，出现心的热证和实证。

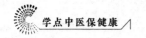

心的病症主要分为虚证和实证。虚证多是阴阳气血不足，实证多是痰火扰心或瘀血停滞。

1．心病虚证

（1）心阳虚：病人的主要表现为心悸气短，自汗，怕冷，四肢冷，面色苍白，舌质淡，脉细弱，或者搏动缓慢而有规则地停止或者不规则停止。造成以上病变的原因是禀赋不足、久病体虚、年事已高、脏气衰弱等，从而耗伤心气，气虚阳弱，心阳不振。心气虚的治法是补心气，心阳虚的治法是温心阳。

（2）心阴虚：病人的主要表现为心悸，失眠，多梦，健忘，面色不华，烦热，手脚心发热，睡着了出汗醒来消失，舌红缺少津液，脉细数。造成以上病变的原因是思虑烦劳过度或由于失血使阴血亏耗，或营血化生不足导致血虚、阴亏、心失所养、虚火内扰、神不守舍。心阴虚的治法是滋阴补血，养心安神。

2．心病实证

（1）心火上炎：病人的主要表现为心烦口渴，口腔或者舌头生疮，小便短赤涩痛，舌质红，脉数。造成以上病变的原因是精神抑郁，气郁化火，或外感邪气，郁而化火，或过食辛辣，嗜酒无度。如果病人有小便短赤、涩痛的表现，就是心火下移到了小肠，造成了心与小肠同病。心火上炎的治法是清心泻火，引热下行。

（2）痰闭心窍：病人的主要表现为嗜睡或者神志不清，

谵语，昏聩不语，喉中痰鸣，舌苔白腻，脉缓而滑。造成以上病变的原因是情志所伤，气结湿聚，成为痰浊，或外感湿浊之邪，痰湿气阻，闭塞心窍。痰闭心窍的治法是豁痰利膈，涤痰开窍。

（3）痰火扰心：病人的主要表现为哭笑无常，狂言乱语，躁动不安，心烦不寐，舌质红，苔黄腻，脉弦滑。造成以上病变的原因是情志抑郁，气郁化火，火炼津液成痰，痰火扰心，蒙蔽心窍导致神志错乱。痰火扰心的治法是清心豁痰，开窍醒神。

（4）心血瘀阻：病人的主要表现为心悸不宁，心胸憋闷，或者胸中刺痛，心痛放射到背，时痛时止，舌质紫黯或有瘀斑，脉细涩，脉搏有规则或者无规则地停止。造成以上病变的原因是劳倦过度，心气不振，导致气滞脉中，血行不畅，血瘀痹阻心脉。心血瘀阻的治法是活血行瘀。

3. 心病兼证

（1）心脾两虚：病人的主要表现为心悸气短，多梦少寐，健忘，食少，腹胀便溏，面色萎黄，倦怠乏力，月经不调或崩漏，舌质淡嫩，苔薄白，脉细弱。造成以上病变的原因是病后失调，或者慢性失血，或者饮食不节，思虑劳倦伤及心脾，而使心血亏耗、脾气损伤。心虚则神不安，脾虚则健运失司，生化不足，从而形成心脾两虚。心脾两虚的治法是补益心脾。

（2）心肾不交：病人的主要表现为心悸，健忘，失眠多梦，头晕耳鸣，腰膝酸软，或者遗精，潮热盗汗。造成以上病变的原因是久病劳倦，房事不节，损伤心阴，耗伤肾精，或者情绪过极，心火亢盛，以致肾阴亏耗，不能上济于心，心火亢盛，不能与肾相交，以致心肾不交。心肾不交的治法是滋阴降火，交通心肾。

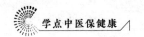

辨认心的疾病时要注意：心血虚和心气虚都有心悸气短的症状。但心血虚者，心悸而烦，多伴有失眠、多梦等症状，是心血不足，血不养心所致。而心气虚者表现为心悸而惊恐，心中空虚，多有自汗等症状，是心气不足，鼓动无力所致。一般临床医生在看病时都很注意鉴别。

我们都知道气属阳，血属阴，所以心阳虚必兼心气虚，心阴虚也必兼心血虚，两者都为虚证，但阴虚生内热，心阴虚可以见到颧红、盗汗、午后潮热、手足心热等症状，治疗方法一般是滋阴清热，养血安神。阳虚生外寒，所以心阳虚可见形寒畏冷、四肢不温等症。治疗一般是益气通阳。

瘀血停留可引起面唇青紫、舌质紫黯、脉细涩等，治疗要用活血化瘀的方法。痰火扰心，病机与气郁有关，治疗采用清心豁痰、结合行气的方法。

➡ 脾与胃的常见病症有哪些？

正常情况下，脾与胃以膜相连，位置处于中焦，互为表里，关系密切。胃主受纳，脾主运化，输布水谷精微，升清降浊，为气血生化之源。脾又有统摄血液，主肌肉、四肢等生理功能，所以把脾胃称为“后天之本”。导致脾胃疾病的原因，多是饮食失节，思虑劳倦，影响水谷的消化吸收，使脾胃的受纳、腐熟、转输、传导等功能失调。

辨认脾胃病症，也要注意虚证和实证。脾胃虚证常常多由阳气与阴津的亏损导致，脾胃实证则多由寒湿或燥热、食积导致。

1. 脾病虚证

（1）脾气虚：病人表现为食少乏味，饭后脘腹胀满，大便溏泻，四肢倦怠无力，面色不华，神疲懒言，舌淡苔白，脉缓弱。造成以上病变的原因是劳倦，饮食失节，或者素体虚弱，导致脾气虚弱。脾虚则健运失司，生化之源不足，气血不充足。脾气虚的治法是益气健脾。

（2）脾阳虚：病人表现为食少，腹胀，腹满时减，脘腹冷痛而喜按喜温，口淡不渴，四肢不温，大便溏泻，肢体水肿，小便不利，舌质淡嫩，苔白滑，脉迟弱。造成以上病变的原因是脾气虚弱，或者因饮食失节，过食生冷，损伤脾阳，中焦虚寒，运化无力，水湿不得正常运化。脾阳虚的治法是温中、健脾行水。

（3）中气下陷：病人表现为胃纳减少，食后作胀，气短懒言，便意频数，或者久泻脱肛，或者子宫下垂。造成以上病变的原因是脾虚中气不足，或者久泻久利，或者过度劳倦，损伤脾气，脾气虚弱，运化失司，升举固摄功能低下则形成中气下陷。中气下陷的治法是健脾、升阳补气。

2. 脾病实证

（1）寒湿困脾：病人表现为脘腹胀满，不思饮食，恶心欲吐，头重如裹，身困重，口不渴，大便稀溏，水肿，小便

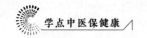

不利，舌苔白腻，脉缓。造成以上病变的原因是涉水淋雨，或者居住于潮湿环境，或者过食生冷，导致寒湿内停，脾为湿困，运化无权，升降失常。寒湿困脾的治法是燥湿、化湿、健脾。

（2）湿热蕴脾：病人表现为面目皮肤发黄，脘腹胀满，恶心呕吐、厌食，小便黄，体倦乏力，身热口苦，舌苔黄腻，脉濡缓。造成以上病变的原因是感受湿热，或者感受湿邪郁久化热，或者饮食不节，过食肥甘酒酪，酿成湿热。湿热蕴结脾胃，熏蒸肝胆，则出现黄疸，所以表现为面目、皮肤、小便发黄。湿热蕴脾的治法是清利湿热。

3. 脾病兼证

（1）脾肾阳虚：病人表现为面色光㿠白，形寒肢冷，食少腹胀，腰膝冷痛，下利清谷，完谷不化，黎明泄泻，水肿，舌质淡嫩，苔白滑，脉沉弱。造成以上病变的原因是感受寒湿，或者饮食不节，损伤脾阳。脾阳虚日久，不能充养肾阳，肾阳也虚，或久病，肾阳虚衰，不能温煦脾阳，也导致脾阳虚，以致二脏阳气虚衰，阴寒内盛，运化无权，水湿内停。脾肾阳虚的治法是温补脾肾阳气。

（2）脾胃不和：病人表现为胃脘胀满，隐痛绵绵，嗳气呃逆，呕吐，大便溏薄，舌苔薄白，脉细弱。造成以上病变的原因是饮食失节，损伤脾胃。脾胃气虚，运化无力，升降失常。脾胃不和的治法是健脾和胃。

4. 胃的病症

（1）胃寒证：病人表现为胃脘冷痛，遇寒加重，得热则缓解，呕吐清水，舌苔白滑，脉沉迟。造成以上病变的原因是饮食失节，贪凉饮冷，或者脘腹受凉，以致寒凝于胃，损伤胃阳，胃气上逆。胃寒证的治法是温胃散寒。

（2）胃火证：病人表现为胃脘烧灼疼痛，冒酸，饭量增大，容易饥饿，牙龈肿痛，心烦，口渴口臭，大便秘结，舌红苔黄，脉滑数。造成以上病变的原因是胃阳素盛与情志郁火相合并，或者过食辛辣。胃火炽盛，则导致胃阴被灼伤，胃火则循经上炎。胃火证的治法是清胃泻火。

（3）食滞胃脘：病人表现为脘腹胀满，呕吐酸腐，厌食嗳气或大便泄泻，舌苔厚腻，脉滑。造成以上病变的原因是暴饮暴食，伤及脾胃，以致食积不化，胃失和降。食滞胃脘的治法是消食导滞。

（4）胃阴不足：病人表现为口干舌燥，饥不欲食，干呕作呃，大便干涩，小便短少，或有微热，舌红少津，脉细数。造成以上病变的原因是火热耗伤阴液，导致胃阴不足，津伤气损，胃失和降。胃阴不足的治法是养阴润燥，益气和胃。

辨别脾胃的疾病时要注意：脾病多挟湿。比如寒证的寒湿困脾、热证的脾胃湿热、虚证的脾阳虚衰等，都可能出现兼湿症候。所以在治疗脾病时，通常都很注意结合病情祛湿，中医学认为湿去则脾的运化功能自然恢复。

脾为后天生化之源，这一点对人体的健康很重要。脾病日久不愈，常影响其他脏腑。同样，其他脏腑有病，也常常影响脾胃。因此在治疗内伤疾病的过程中，通常都必须注意照顾脾胃，扶持正气，使病体渐渐恢复元气而康复。

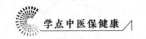

肺与大肠的常见病症有哪些？

肺位于胸中，经脉向下联络大肠，所以肺和大肠互为表里。肺主气属卫，司呼吸，主宣发、肃降、通调水道。肺病主要是呼吸宣降功能失常，外感和内伤都可能引起。外感邪气，通常首先犯肺，内伤疾病其他脏的病变也常累及肺。

肺的病症分为虚证、实证两大类。虚证分阴虚、气虚。阴虚多为津液消耗，肺失濡养；气虚多为久病亏耗。实证多为痰浊水湿内聚，寒邪外束和邪热犯肺。

1. 肺病虚证

（1）肺气虚：病人表现为咳嗽，气短，声音低怯，自汗怕冷，面色光白，舌质淡，脉虚弱。造成以上病变的原因是咳喘日久，耗伤肺气。肺气亏虚，所以呼吸无力，宣降失职，肺卫气虚，肌表不固。肺气虚的治法是补益肺气，敛汗固表。

（2）肺阴虚：病人表现为干咳气短，痰少而黏，或者痰中带血，口干咽燥，声音嘶哑，午后颧红，潮热盗汗，五心烦热，舌红少津，脉细数。造成以上病变的原因是久咳耗伤肺阴，或者劳损伤肺，以致气血亏虚，肺阴不足，肺失清肃，虚火内生。肺气虚的治法是滋阴降火，润肺止咳。

2. 肺病实证

（1）风寒束肺：病人表现为咳嗽气喘，喉中作痒，痰白清稀，鼻流清涕，口不渴，或兼有恶寒，发热无汗，头痛、身痛等，苔薄白，脉浮紧。造成以上病变的原因是外感风寒，风寒犯肺，皮毛闭塞，肺卫失宣。风寒束肺的治法是宣肺散寒。

（2）热邪壅肺：病人表现为咳喘息粗，痰稠色黄，身热口渴，胸痛，咳吐脓血、腥臭痰，小便短、色黄，大便秘结，舌质红，苔黄燥，脉滑数。造成以上病变的原因是外感温热之邪，或风寒犯肺，郁久化热，热盛痰结，痰热壅肺，肺失肃降，甚至痰热内郁于肺，血肉被腐而成脓，内溃外泄，成为肺痈。邪热壅肺的治法是清热肃肺。

（3）燥邪犯肺：病人表现为干咳，无痰或痰少而黏，鼻燥咽干，嘴唇干燥，皮肤干燥，咳嗽严重时则胸痛，舌苔薄而干，脉细数。造成以上病变的原因是外感燥邪，燥热伤肺，消耗津液，肺失滋润，肃降失职。燥邪犯肺的治法是清热肃肺，润燥止咳。

（4）痰浊阻肺：病人表现为喘咳痰多，痰黏色白，胸闷气短，舌苔白腻，脉缓而滑。造成以上病变的原因是感受寒湿，或脾虚积湿生痰，湿痰犯肺，肺气不得宣降。痰浊阻肺的治法是燥湿化痰。

3. 肺病兼证

（1）脾肺气虚：病人表现为咳嗽少气，痰稀色白，饮食减少，腹胀便溏，倦怠乏力，严重时颜面水肿，舌淡苔白，脉细弱无力。造成以上病变的原因是久咳肺虚，气不布津，痰湿留积，损伤脾气，或饮食劳倦伤脾，脾虚则不能输精于肺，形成了肺脾两虚。肺脾气虚的治法是益气健脾，化痰止咳。

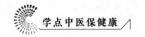

（2）肺肾阴虚：病人表现为咳嗽痰少或痰中带血，口燥咽干，声音嘶哑，腰膝酸软，心烦少寐，潮热盗汗，男子遗精，女子月经不调，舌红少苔，脉细数。造成以上病变的原因是久咳伤肺，肺虚不能输津滋肾；或者劳伤过度，肾阴亏虚，不能滋润肺金；或者虚火灼肺，致使肺失清润，肾精不足，虚热内生，形成肺肾阴虚。肺肾阴虚的治法是滋阴补肾，润肺止咳。

（3）心肺气虚：病人表现为心悸气短，喘咳，自汗乏力，面色㿠白或晦暗，严重者可见口唇青紫，舌质淡，脉细弱。造成以上病变的原因是喘咳日久或劳倦过度，耗伤心肺之气。肺气虚弱，宗气生成不足，则运行无力。心气不足，血行不畅，则影响肺气的输布与宣降，形成心肺气虚证。心肺气虚的治法是补肺益气，养心。

4. 大肠病症

（1）大肠湿热：病人表现为腹痛下痢，里急后重，或便脓血，或暴注下泻，肛门有灼热感，小便短黄，舌苔黄腻，脉濡数。造成以上病变的原因是夏秋季节，暑湿内侵，损伤肠胃，或者饮食不节，过食生冷和不洁净的食物，湿热蕴结大肠，伤及气血，大肠传导功能失司。大肠湿热的治法是清热利湿。

（2）大肠液亏：病人表现为大便秘结干燥，难以排出或数日排便1次，舌红少津，苔黄燥，脉细涩。造成以上病变的原因是气血两亏，血虚津枯，或者热病之后，津液亏耗，大肠津液不足，导致肠道失去滋润，传导不利而便秘。大肠液亏的治法是补血养营，润肠通便。

辨别肺与大肠的疾病时要注意：肺为娇脏，肺病通常表现出肺气肃降功能失常而导致的呼吸方面的症状。要注意辨别虚实，辨清与其他脏腑的关系和引起病变的原因。

肺与大肠相表里，肺经热证和实证，可能会影响到大肠，所以在治疗时可泻大肠，使肺热随大肠泄下而出。如果肺气虚而津液不布，导致大便秘结，也可以滋养肺气，以通润大肠。

肾与膀胱的常见病症有哪些？

肾为先天之本，为水火之脏。肾主藏精，为生殖发育之源，主水液，主纳气，开窍于耳，其华在发，与膀胱相表里。肾藏元阴、元阳，肾阳为一身阳气的根本，肾阴为人体阴液的根本，肾阴、肾阳只宜固藏，不宜耗泄，耗伤肾阴、肾阳，会导致各种气虚精亏的病变。肾的病症多属虚证，所以有“肾无实证”的说法。其临床表现有阳虚和阴虚两大类型。阳虚包括肾气不固、肾不纳气、肾阳不振、肾虚水泛等，阴虚包括肾阴亏虚、阴虚火旺等。肾与膀胱互为表里，肾的气化功能失常，会直接影响膀胱的气化功能，所以膀胱的虚证也多由肾虚引起。

1. 肾阳虚

(1) 肾阳不振：病人表现为面色㿠白，形寒肢冷，腰膝酸软，阳痿不举，舌淡苔白，脉沉无力。造成以上病变的原因是素体阳虚，劳欲太过，久病不愈，或年老体弱，肾气不足，导致肾阳虚衰。阳虚温煦失职，阳虚火衰，生殖功能就会减退。肾阳不振的治法是温补肾阳。

（2）肾虚水泛：病人表现为水肿，腰以下肿甚，尿少，腰痛酸重，畏寒肢冷，舌淡胖嫩，舌头边沿有齿痕，苔白滑，脉沉弱或沉滑。造成以上病变的原因是素体虚弱，久病失调，肾阳亏耗。肾阳虚则气化不利，水湿内盛，水湿泛滥则成水肿。肾虚水泛的治法是温阳利水。

（3）肾气不固：病人表现为腰膝酸软，小便清而频数，尿后余沥不尽，夜尿频多，严重者小便失禁，遗尿，滑精早泄，舌淡，脉细弱。造成以上病变的原因是劳损伤肾，或者久病体虚，肾气虚弱，或由于年高肾气亏虚，或年幼肾气不充，所以封藏固摄功能失常。肾气不固的治法是固摄肾气。

（4）肾不纳气：病人表现为喘促息微，动则喘息更甚，汗出，畏寒肢冷，面目虚浮，舌质淡，脉沉弱。造成以上病变的原因是劳损伤肾，或者久病喘咳，伤及肾气。肾为气之根，肾气亏虚，气不归元，肾就失去摄纳功能。肾不纳气的治法是补肾纳气。

2. 肾阴虚

病人表现为头晕耳鸣，腰酸腿软，牙松发脱，健忘少寐，或有遗精，或有心烦，手脚心发热，午后潮热，盗汗，颧红，舌质红，苔少而干，脉细弱或细数。造成以上病变的原因是劳倦过度，房事不节，失血耗伤津液，过度服用温燥伤阴的药物，导致真阴耗伤，肾阴不足，无以充养骨髓，骨骼失养，髓海空虚，阴虚不能制阳，以致虚火内动。肾阴虚的治法是滋补肾阴或者滋阴降火。

3. 肾病兼证

肾水凌心：病人表现为心悸，喘咳，不能平卧，水肿尿少，甚至口唇青紫，四肢厥冷，舌淡，苔白滑，脉沉弱。造成以上病变的原因是久病不愈，肾病日久，劳倦内伤，导致心肾阳虚。肾阳衰微，则水无所主；心阳虚，不能下温肾阳，肾水不化，以致水邪影响到肺和心。肾水凌心的治法是温补心肾，淡渗利水。

4. 膀胱病症

膀胱湿热：病人表现为小便次数增多，尿急、尿痛，小便淋漓，尿色浑浊，或有尿血，或尿中有砂石，舌苔黄腻，脉濡数。造成以上病变的原因是外感湿热之邪，蕴结下焦，注于膀胱，导致膀胱气化不利，湿热阻滞。膀胱湿热的治法是清利湿热。

肾和膀胱疾病的辨证要注意：肾多虚证，一般分为阴虚和阳虚两大类。肾与其他脏腑关系密切：肾精不足则不能养肝，引起肝阳上亢；肾阴不足不能上济于心，心火偏旺则导致心肾不交的病变；肾阴亏损不能上滋肺阴，导致肺肾阴虚；命门火衰不能温补脾阳，可导致脾阳不运。这些病症都可以通过治肾而兼治他脏来治疗。

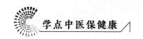

人的“精、神、气、血、津液”是怎么回事？

中医认为精、气、血、津液是构成人体的基本物质，是脏腑、经络等进行生理活动的物质基础。神是人体生命活动的总体现，包括精神、意识、思维活动。

（1）精：生命的本源物质，构成和维持人体生命活动的基本物质。狭义之精是藏于肾的、具有繁衍后代作用的生殖之精。广义之精指人体之内的血、津液、髓以及水谷精微等一切精微物质。

先天之精从父母得来，是构成生命的原始物质；后天之精从饮食得来，是人出生后赖以维持生命活动的精微物质。先天之精又叫生殖之精，贮藏于肾，有度地排泄可以繁衍生命；后天之精经脾气传输至各脏腑，化为脏腑之精，供脏腑生理活动的需要，推动和调控各脏腑的机能。先天之精和后天之精是相互依存、相互为用的。先天滋养后天，后天补充先天。

（2）神：广义的神是人体生命活动外在表现的总称，包括生理性或病理性外露的征象；狭义的神是指精神、意识、思维活动。在中医学理论中，神的概念很广泛，其含义有三：一是指自然界物质变化功能，二是指人体生命的一切活动，三是指人的精神意识。神具有统领、调控精、气、血、津液代谢的作用。以五脏精气为基础物质的精神情志活动，对脏腑之气的运行起调控作用，使之运行协调有序。神的盛衰是生命力的综合体现，神是人体生理活动和心理活动的主宰，是机体生命存在的根本标志，形与神俱，神为主宰。神旺则身强，神衰则体弱，神存则生，神去则死。只有神存在，才有生命活动。

（3）气：是维持生命活动的物质基础。人体的气来源于父母的先天精气、饮食中的营养物质（水谷之气）和存在于大自然中的清气。气的生成与肺、脾、肾三脏有很密切的关系。气的运动变化及其伴随发生的能量转化过程称为气化。气化是生命的基本特征，没有气化就没有生命。

（4）血：是循行于脉中的富有营养的红色液态物质，是构成人体和维持人体生命活动的基本物质之一，具有很强的营养和滋润作用。血来源于饮食的水谷精微，主要是由营气和津液构成，与脾胃、心肺、肝肾都有密切的关系。

（5）津液：是体内一切正常水液的总称，包括各脏腑形体、官窍的内在液体及其正常的分泌物。津液是构成人体和维持生命活动的基本物质，来源于饮食，有滋润和营养的作用，参与血液的生成，调节阴阳平衡。津液与肺、脾、肾、大肠、小肠都有密切的关系。

精、气、血、津液是维持人体生命活动的物质基础，它们的生成、输布、排泄依靠脏腑的功能活动来实现。虽然精、气、血、津液的性状、输布和功能各有特点，但均来源于先天而由水谷精气化生补充，它们在人体的生理过程中相互依存、相互为用，在病理上相互影响。形神统一是生命存在的根本保证。

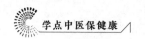

古人认为，人有三宝，即“精、气、神”。养生主要养的就是人的“精、气、神”。古代养生家遵循正确的方法，往往能够获得健康和高寿。中医有“精脱者死”“气脱者死”“失神者亦死”的说法，可见“精、气、神”是人体存亡的关键所在。只要人能保持精足、气充、神全，自然会延年益寿。

男人和女人在不同年龄阶段身体的变化有什么不同吗？

《黄帝内经》是学中医的人都很推崇的一部中医经典著作，它分成《素问》和《灵枢》两个部分。中医的理论知识大都来自这本书。《素问》的第一章里，记录了男人和女人的不同生长发育过程。

书中说道：女子到了 7 岁，肾气盛旺了起来，开始更换乳牙，头发开始变多了。14 岁时，天癸产生，任脉通畅，太冲脉旺盛，月经按时来潮，就具备了生育子女的能力。21 岁时，肾气充盛，真牙生出，牙齿就长全了。28 岁时，筋骨强健有力，头发的生长达到最茂盛的阶段，这时的身体最为强壮。35 岁时，阳明经脉气血渐渐衰弱，面部开始憔悴，头发也开始脱落。42 岁时，三阳经脉气血衰弱，面部憔悴没有光华，头发开始变白。49 岁时，任脉气血虚弱，太冲脉的气血也衰且少了，天癸枯竭，月经就停止了，所以形体衰老，失去了生育能力。

男子到了 8 岁，肾气充实起来，头发变多，开始更换乳牙。16岁时，肾气充盛，天癸产生，精气达到了满的程度，能够向外排泄，如果男女两性同房交合就能生育子女。24岁时，筋骨强健有力，真牙生长，牙齿长全。32岁时，筋骨丰隆盛实，肌肉也丰满健壮。40岁时，肾气衰退，头发开始脱落，牙齿开始枯槁。48岁时，上部阳气逐渐衰竭，面部憔悴没有光华，头发和两鬓开始花白。56岁时，肝气衰弱，筋不能灵活自如地活动。64岁时，天癸枯竭，精气少了，肾脏衰弱，牙齿、头发脱落，形体也就衰弱了。

以上两段话很具体地描述了女人和男人少年、青年、壮年、老年的正常生长发育过程，指出了各个时期身体内部的变化和外部的不同表现。女性14岁就开始成熟，而男性16岁才开始成熟。我们可以看出，女性发育早，所以衰老也较早，男性发育较迟，相对衰老也较迟。男人年龄到40岁，女人到35岁，就开始走下坡路，身体就由强盛向衰弱转变。这样的描述在2000多年前就有了，而且如此细致，切合实际，至今还仍然具有实在的养生指导价值，真是难能可贵。

不管是男人还是女人，如果知道了自己身体在每一个年龄阶段里的正常状况，知道什么时候是发育阶段，什么时候是成长发展阶段，什么时候是极其强盛的阶段，什么时候是走下坡路的阶段，什么时候是衰老的阶段，就可以合理安排自己的生命计划了。从上面的描述我们知道，在人体正常发育的各个阶段中，有一种叫作天癸的东西起着很重要的作用。天癸是由肾气促使生成的宝贵物质，女性14岁、男性16岁天癸就生长成熟、充足了。天癸成熟的象征，在女性为有月经排出，在男性为有精子泄出。不管是男性还是女性，天癸既然跟肾气的强弱有关，那么在养生的过程中就要注意保护肾气，不要随便挥霍耗散肾气。当然，我们说的是一般情况，也有一些人年纪已老，仍然能生育，是什么道理呢？这是他们天赋的精力超过一般人，气血经脉能一直保持畅通，肾气旺盛而有余，所以能生育。但男性一般不超过64岁，女性一般不超过49岁，因为到了这个年龄，精气就枯竭了。《黄帝内经》里还说过，掌握了养生之道的人，年龄可以达到100岁左右，能够防止衰老而保全形体，虽然年高，却也还能生育子女，这是从另外一个角度告诉我们肾气的重要性。

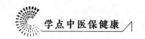

小儿的身体发育有什么特点？

14周岁以下的孩子统称为小儿。小儿在临床一般分为5个期：新生儿期（出生后1个月内）、婴儿期（1周岁内）、幼儿期（1～3周岁）、学龄前期（4～6周岁）、学龄儿童期（7～14周岁）。

中医学认为，小儿为“稚阴稚阳”之体，“脏腑娇嫩，形气未充”，就是指小儿脏腑器官及体格发育都没有成熟，功能还不完善，与成人相比较，还处于脏腑不强壮、精气不充足、经脉不旺盛、气血不足、神气怯弱的状态。一方面，小儿虽然脏腑阴阳全部都有，但阴气和阳气还不足，属幼稚阶段，各脏腑的功能活动都处于不稳定状态；另一方面，虽然小儿脏腑的形态、结构及功能都没有成熟，但是必然向着成熟完善的方面发展，显示出生机旺盛，迅速生长、发育的现象，中医里称为“纯阳之体”。由于小儿具有这样的生理特点，因此容易生病，而且治疗不正确就会迅速传变。既然叫“纯阳之体”，就会有“阳”的一些表现，比如活泼好动，心跳、脉搏、呼吸频率比较快，得病后多属阳证、热证。小儿生长旺盛，营养物质相对不足，精、血、津液等常常因为机体的需要以及热性病的消耗而不足，这就是中医学里说的小儿“阳常有余，阴常不足”。

小儿自出生到成年，处于不断生长发育的过程中，身体的各种组织器官、生理功能都处于没有成熟的状态，随着年龄增长，才会逐渐趋于成熟。这种不成熟的状态，年龄越小，表现越显著，因此不能简单地把小儿看成成人的缩影。

1. 小儿的生理特点

(1)“脏腑娇嫩，形气未充”：脏腑就是指五脏六腑，形气是指形体结构和精、血、津液以及气化功能。“脏腑娇嫩，形气未充”，就是说小儿出生之后，五脏六腑都比较娇嫩脆弱，形体结构、精、血、津液和气化功能都是不够成熟和相对不足的。其具体表现为气血不充足、经脉不旺盛、筋骨不坚固、内脏的精气不足、防御外邪的机能不强盛、阴气和阳气都不足。脏腑娇嫩以肺、脾、肾三脏更为突出，有小儿“肺常不足”“脾常不足”“肾常不足”的说法。“肺常不足”，指肺主一身之气，与人体的防御功能密切相关，肺脏娇嫩，则防御能力低下，容易被体外的邪气伤害；“脾常不足”，是指小儿生长发育迅速，生长旺盛，对气血、精微的需求较成

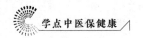

人相对为多，但小儿脾胃虚弱，运化功能还不健全，饮食稍有不合适就容易损伤脾胃而患病；“肾常不足”，是指所有脏腑之阴来自肾阴的滋润，所有脏腑之阳依赖肾阳的温养。小儿的生长发育、抗病能力以及骨髓、脑、发、耳、齿等的正常发育与功能，都与肾有关。小儿气血未充，肾气随年龄增长才逐渐充盛，这就是“肾常不足”的道理。古代中医医生根据小儿这些机体的特殊表现，提出了“稚阴稚阳”的观点，说明小儿无论在物质方面还是生理功能方面，都是幼稚和不完善的，是处于不断生长发育的过程中的。

（2）生机蓬勃，发育迅速：是指小儿的身体就像刚破土的幼芽，只要正确哺育，就能迅速生长。在这个生长发育的过程中，从体格、智慧到脏腑功能，都不断地趋向完善和成熟，年龄越小，生长发育的速度就越快。古代中医医生观察到小儿这种生机蓬勃、发育迅速的动态变化，提出了小儿为“纯阳之体”的观点。所谓“纯阳”，指的是阳气兴旺的意思，一般把3岁以内的孩子的生理状态视为“纯阳”。生机属阳，阳生则阴长。“纯阳”主要体现小儿机体生机蓬勃、发育迅速这一生理现象，也就是说，由于小儿机体生长发育迅速，对水谷精气之需求格外迫切，在机体阴长阳生的新陈代谢过程中，常常表现为阳气旺盛，而相对感到阴液不足。也正是由于这种阳气旺盛的生理过程，使小儿以成人无法比拟的生长速度发育成长，就像旭日东升一样。

总之，“稚阴稚阳”和“纯阳”两个观点，是用来概括小儿机体生理功能的两个方面的。前者是指小儿机体柔弱，阴阳两气和成人相比较均不足；后者则是指小儿机体在生长发育过程中，由于生机蓬勃，阴液往往相对不足，水谷精微需求相对较多。两者代表了小儿生理特点的两个方面，这也是小儿不同于成人的特殊性。

2. 小儿的病理特点

（1）易于发病：小儿由于“脏腑娇嫩，形气未充”，对某些疾病的抗病能力较差，加上小儿寒暖不能自调，饮食不知自节，故外易为六淫之邪所侵，内易为饮食所伤，肺脾两脏疾病的发病率特别高。肺司呼吸，由于小儿生理上形气未充，经脉未盛，卫外机能未固，故邪气每易由表而入，侵袭于肺，影响肺的正常功能，出现咳嗽、哮喘、肺炎等。脾胃为后天之本，小儿生长发育迅速，对水谷精气之需求格外迫切，但又“脾常不足”，若饮食不节，饥饱无度，则会影响脾胃运化，出现呕吐、泄泻等。

（2）易于变化：小儿不仅容易发病，而且病情变化迅速，寒热虚实的变化比成人更为迅速、复杂，具体表现为易虚易实、易寒易热的特点。若患病之后调治不当，容易轻病变重，重病转危。小儿身体柔弱，感受邪气后很容易导致邪气势强，出现实证，邪气强盛容易使正气进一步损伤，又可迅速转为虚证，或者虚实并见。在易寒易热的病理变化方面，其产生和小儿“稚阴稚阳”的生理特点有密切关系。“稚阴未长”，故患病后，容易造成阴伤阳亢，表现出热的症候群；而“稚阳未充”，机体脆弱，又有容易衰竭的一面，出现寒的症候群。

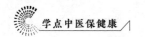

（3）易于康复：由于小儿生机蓬勃，处于蒸蒸日上、不断生长的阶段，脏气清灵、活力充沛，患病以后，若能得到及时的治疗和护理，疾病的恢复较为迅速，甚至早上和晚上的变化都会非常明显。这种易于康复的特点，除了生理上的因素外，一般都认为还和病因单纯，以及小儿受喜、怒、忧、思、悲、恐、惊七情的影响相对较小有一些关系。

女性应该关心的健康问题是什么？

中医学认为，人体是以脏腑、经络为本，以气血为用的。脏腑、经络、气血的活动，在男性和女性基本相同。但是女性有胞宫（子宫），在生理上有月经、怀孕、生育和哺乳等特殊功能，这些是女性的生理特点。女性的月经、怀孕、生育、哺乳等特殊功能，主要是脏腑、经络、气血和天癸的化生功能作用于胞宫而形成的。胞宫是产生月经和孕育胎儿的器官。天癸是肾中产生的一种能促进人体生长、发育和生殖的物质。气血是行经、养胎、哺乳的物质基础。脏腑是气血生化之源。经络是联络脏腑、运行气血的通道。所以我们要知道，女性的生理特点与天癸、胞宫、脏腑、冲脉、任脉、督脉、带脉、气血有着密切的联系。因此，女性会有月经、带下、怀孕、哺乳等独有的生理现象，同时也会在这些方面出现男性没有的疾病，这就是我们要格外关注的。

1. 月　经

胞宫周期性地出血，月月如期，经常不变，所以称为月经。因它就像月亮的盈亏、海水的潮涨潮落，有规律地一月来潮一次，所以又称它为“月事”“月水”“月信”等。

健康女子到了14岁左右，月经开始来潮。月经第一次来潮，称为初潮。月经初潮年龄可受地区、气候、体质、营养等的影响提早或推迟。我国女子初潮年龄早至11周岁，迟至18周岁，都属正常范围。健康女子一般到49岁左右月经闭止，称为绝经或断经。我国女子46～52岁期间绝经，都属正常范围。

女子从初潮到绝经，中间除妊娠期、哺乳期外，月经都有规律地按时来潮。正常月经是女子发育成熟的标志之一。正常月经周期一般为28天左右，但21～35天也属正常范围。经期，指每次行经的持续时间，正常者为3～7天，多数为4～5天。经量，指经期排出的血量，一般行经总量为50～80毫升。经期每日经量：第一天最少，第二天最多，第三天较多，第四天减少。经色，指月经的颜色，正常者多为暗红色。由于受经量的影响，所以月经开始时的颜色较淡，继而逐渐加深，最后又转呈淡红。经质，指经血的质地，正常经血应是不稀不稠、不凝结、无血块也无特殊气味的。经期一般无不适感觉，仅有部分妇女经前和经期有轻微的腰酸、小腹发胀、情绪变化等，也属正常现象。

由于年龄、体质、气候变迁、生活环境等的影响，月经周期、经期、经量等有时也会有所改变。当根据月经不调之久暂、轻重以及有症状、无症状而细细辨之，不可概作常论，贻误调治良机。此外，有月经惯常两个月一至的，称为“并月”；3个月一至的，称为“居经”或“季经”。月经正常与否，与肾气、天癸、冲脉、任脉、督脉、带脉、气血等的功能正常与否有密切关系。如果月经的总量、颜色、周期等发生了不正常的变化，如月经不调、崩漏、经闭、痛经等，就是月经病，需要请医生诊断治疗，自己也需要进行调养。

2. 带　下

带下一词，首先见于《黄帝内经》，有广义和狭义的区别。广义的带下泛指妇女经、带、胎、产等所有的妇科疾病；狭义的带下专指妇女阴道分泌的一种黏稠液体，狭义的带下又有生理性和病理性之分。

生理性带下是健康女性阴道内无色无臭、质黏，起润泽作用的液体。生理性带下的量不多，不致外渗。但在月经前期及妊娠期，带下量可明显增多，或少量排出。生理性带下是无色透明的，有的略带白色，所以中医书中有时称白带。但世俗所称白带，多是看到或感觉到量、色、质有改变的带下，应予严格区分。生理性带下是肾精下润之液，为肾精所化，润滑如膏，具有濡润、补益作用，可充养和濡润前阴空窍。带下的产生与任脉、督脉、带脉等的功能有直接关系。

生理性带下在月经初潮后明显增加，在绝经后明显减少，而且随着月经的周期性变化，带下的量也有周期性的改变，因此带下的产生与肾气的盛衰，天癸、冲脉、任脉、督脉、带脉等的功能正常与否有重要而直接的关系。如果带下发生质、量、色等方面的变化，就是带下病，需要医治。

3. 妊　娠

从怀孕到分娩这一过程，称为妊娠，也称怀孕。妊娠后母体明显的表现是月经停止来潮，通常早期会出现饮食偏嗜、恶心作呕、早晨起来头晕等现象，一般不严重，经过20～40天，症状多能自然消失。另外，妊娠早期，孕妇可自觉乳房胀大。妊娠3个月，白带稍微增多，乳头、乳晕的颜色加深。妊娠4～5个月后，孕妇可以自己感觉到胎动，胎体逐渐增大，小腹部逐渐膨隆。妊娠6个月后，胎儿渐大，阻滞气机，水道不利，常可出现轻度肿胀。妊娠末期，可见小便频数、大便秘结等现象。另外，妊娠3个月后，脉象的表现是六脉平和滑利，按之不绝，尺脉尤甚。

女子发育成熟后，月经按期来潮，就有了孕育的功能。受孕的机理在于肾气充盛，天癸成熟，冲、任二脉通畅，功能正常，男女两精相合，就可以构成胎孕。《女科正宗》说："男精壮而女经调，有子之道也。"正说明了构成胎孕的生理过程和必要条件。

4. 产　育

产育包括分娩、产褥与哺乳。分娩、产褥与哺乳是女子生育后代紧密联系的三个阶段，在每个阶段都要发生急剧的生理变化。

怀孕末期，即怀孕280天左右，胎儿及胎盘自母体阴道娩出的过程，称为分娩。关于预产期的计算方法，中医学有明确记载，10个月共270天。《妇科新说》说："分娩之期或早或迟……大约自受胎之日计算，应以二百八十日为准，每与第十次经期暗合也。”与西医学计算为280天基本一致。现在预产期的计算方法：从末次月经第1天算起，月份数加9（或减3），日数加7，即可。如按农历计算，月数算法同上，日数加14。

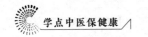

分娩前多有征兆，如胎位下移、小腹坠胀、有便意或“见红”等。分娩是正常的生理现象，在临产时出现腰腹阵阵作痛，小腹重坠，逐渐加重，至产门开全，感到阴户窘迫，胎儿、胎盘依次娩出，分娩结束。“睡、忍痛、慢临盆”为临产调护的六字要诀。因此，应当帮助产妇正确认识分娩，消除恐惧心理和焦躁情绪，也不宜过早用力，以免气力消耗，影响分娩的顺利进行。

分娩必然会出现腰痛，从规律性宫缩到分娩大致需要12小时，现代统计的一、二、三产程的时间与此基本一致。此外，中医学强调产室要寒温适宜、安静整洁，不能滥用催产之剂，这些论述到现在仍有实用价值。

新产后6周内称产褥期。分娩时的出汗和生产的创伤出血，损伤了阴液，所以整个机体的生理特点是“阴血骤虚，阳气易浮”。因此在产后1～2天，常有轻微的发热、自汗等阴虚阳旺的症状，如无其他致病因素，一般短时间内会自然消失。

产后数日，子宫尚未恢复至正常而有阵阵收缩，故小腹常有轻微阵痛，称“儿枕痛”。在产后2周内因子宫尚未回缩到盆腔，所以小腹按之有包块。大约产后6周，子宫才能恢复到孕前大小，这段时间称产褥期。同时自阴道不断有余血浊液流出，称为恶露。恶露先是暗红的血液，以后血液颜色逐渐由深变浅，量也由多变少，一般在 2 周内淡红色血性恶露消失，3 周内黏液性恶露断绝。

新产妇一般产后第二天可以挤出初乳，约持续 7 天后逐渐变为成熟乳。母乳营养丰富、易消化，并有抗病能力。分娩后 30 分钟内可让新生儿吮吸乳头，以刺激乳汁尽早分泌。让婴儿吃到免疫价值极高的初乳，可以增强其抗病能力，促进胎粪排出，同时也可促进母亲子宫收缩，减少出血，能尽早建立起母子的感情联系。母乳喂养提倡按需哺乳，即按婴儿的需要哺乳，不规定哺乳的时间和次数，婴儿饥饿时或母亲感到乳房充满时就哺乳。一般每次哺乳时间为10 分钟左右，最多不超过 15 分钟，以免乳头浸软皲裂。母乳是产妇气血所化，在哺乳期要保证产妇精神舒畅，营养充足，乳房清洁，按需哺乳，这对保证乳汁的质和量有重要意义。一般纯母乳喂养 4～6 个月后，即可边喂母乳边加辅食。12～24 个月是婴儿断乳的适当月龄，最好在秋凉和春暖的季节里进行。产后，脾胃生化之精微除供应母体营养需要外，还有一部分则随冲脉与胃经之气上行，生化为乳汁，以供哺育婴儿的需要。故在哺乳期，女子气血上化为乳汁，一般无月经来潮，相对也不容易受孕。

老人为什么叫老人？

有人说各个器官都老化了就叫老人。这样说，对我们理解和认识老人的身体状况是有一些帮助的。就衰老理论和延缓衰老的经验而言，中医学具有深刻的阐述和丰富的实践。《素问·上古天真论》里就详细论述了女子以“七”、男子以“八”为基数生长、发育、衰老的肾气盛衰曲线，明确指出机体的生、长、壮、老，受肾中精气的调节，总结衰老的内因是“肾”在起主导作用。因此，人进入老年期后，会出现肾气衰退的表现，如头发、牙齿脱落，耳鸣耳聋，腰酸腿软，夜尿次数多等。根据中文的意思，“老”字有老年、晚年的意思，也有年纪大、时间长、有经验、陈旧的意思。所以用“老”字来概括进入这个年龄段人的身体状况是恰当的。与国际上将 65 岁以上的人确定为老年人的做法不同，我国界定 60 岁以上的公民为老年人。我国《老年人权益保障法》第二条规定：“本法所称老年人是指 60 周岁以上的公民。”自己认识到已经步入老年期的好处是会有效地增强自我保健意识，延缓衰老。

中医学认为，精气虚衰会导致机体衰老，精、气、血、津液都会变得相对衰少，形成精血俱耗、气血渐衰的状况。没有了足够的营养滋润，脏腑功能就开始变得低下，出现皱纹、驼背、拄拐杖、行动迟缓等。

精气是人体维持其器官功能正常运行的动力所在。精气分先天之精与后天之精，前者禀受于父母，形成人生命的原始动力，后者来源于饮食水谷。先天精气与生俱来，继承于父母，不能得到继续补充，是有限的；而后天精气源于饮食和一些其他活动，可以不断得到补充。按此推理，衰老的本质原因是因为先天之精匮乏。先天不足，体质虚弱，容易衰老。后天失调，如过饥、过饱及偏食、饮酒过多、劳逸失常、房劳过度、情绪失调、自身疾病、滥用药物等，导致脏腑功能失调、五脏虚衰，也会加速身体衰老。

体质随着个体发育而不断演变，某个阶段的体质特点与另一个阶段的体质特点是不同的。这是因为人体有生、长、壮、老、已的变化规律，在这一过程中，人体的脏腑、经络及精气、血、津液的生理功能都发生着相应的变化。《黄帝内经》从不同角度论述了人体脏腑精气的盛衰与年龄的关系。在生长、发育、壮盛以至衰老、死亡的过程中，脏腑精气由弱到强，又由盛至衰，一直影响着人体的生理活动和心理变化，决定着人体体质的演变。

随着年龄的变化，男女体质的形成和演变大致可划分为5个阶段：①从出生到青春期，是体质渐趋成熟、定型的阶段，体质基本定型于青春期之末。②青春期到35岁左右，女性的体质常常会发生较明显的变化，而且多半转向病理性体质，容易出现一些病态。相对而言，男性这一时期的变化不是很显著。③35岁至更年期以前的男女，均处于壮年阶段，体质变化大多数较为平缓。④50岁上下的妇女和55～60岁的男子进入更年期，因天癸渐渐衰竭，精血衰减，体质也发生显著变化。⑤更年期以后的老年阶段，男女体质渐渐虚性化，常常以虚为主兼夹其他。

衰老的实质是身体各器官、系统的功能逐渐衰退。衰老的最终结果是死亡，它是生命的终止。我国古代医家对人类自然寿命的限度定在100～120岁。现代科学家对人类自然寿命的各项研究结果也表明，人类的自然寿命应当在 120～150 岁。然而，如今世界各国的平均寿命仍然未能超过百岁大关，因此抗衰老的研究已逐渐成为世界各国的重要研究课题。

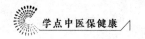

既然影响人衰老的因素有生活环境、生活方式、精神状态等，那么延缓衰老的措施就相应有科学合理的生活、轻松愉快的心情、适当地进行文娱和体育活动等。总起来说，中医学认为老年人属于气血衰少、形神不足的一个群体，而衰老是一种自然规律，任何人都不可能违背这个规律。但是，人们可以通过良好的生活习惯和保健措施，通过适当地运动来有效延缓衰老，降低衰老相关疾病的发病率，提高生活质量。

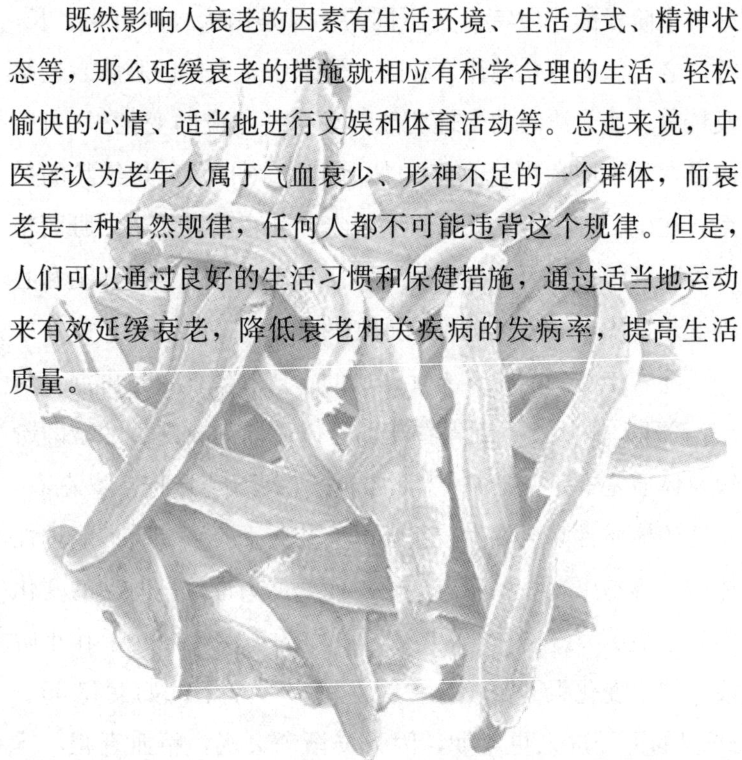

健康生活系列丛书

学点中医保健康

中医的预防观

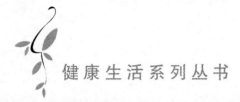

中医为什么要强调“一身正气”呢？

“一身正气”，通常用来赞美一个人活得光明磊落，不搞歪门邪道。在中医学里，“一身正气”则是身体健康的重要保证。正气是和邪气相对应的概念，是用来认识疾病的病因与发病的。从自然气候方面来说，正气是指自然气候的正常变化，邪气则是指自然气候的反常变化。就人体而言，人体适应内外环境变化的能力，就叫正气；邪气则泛指各种致病因素。中医往往从人体不能适应内外环境变化的表现来推求病因，这就是所谓的“审证求因”。当人体能够适应内外环境变化，处于自我调节的状态时，也就是正气处于主导地位时，人就健康无病。如果邪气偏胜，人体不能适应内外环境变化，就会处于失调状态，当邪气旺盛，处于主导地位时，就会发生疾病。所以中医强调正气对人体健康的重要作用，人若能“一身正气”，使邪气没有可乘之机，就不会生病了。所以中医常说，“正气存内，邪不可干”，讲的就是这个道理。

我们说的正气包括适应、防御、抗邪、代偿、修复等方面的自我调节和自我修复能力，具体来说，主要是指人体的阳气和卫气，它们都起防御外邪入侵、保卫机体的作用。但是，由于气产生于精，人体的卫外调控能力有赖于阴精作为物质基础，因此，精在人体的作用十分重要。强调正气的重要性时，也不能忽视邪气的破坏作用。中医里还有一个说法：“邪之所凑，其气必虚。”当传染性疾病大流行时，邪气太盛，超过了人体正气的防御能力，也会成为病因和发病的决定因素。可见，中医既看到了正气的重要作用，却又不片面地把正气强弱视为是否发病的唯一决定因素。尤其是对传染性疾病的防治格外重视。此外，中医学重视体质、地理环境以及社会环境（如灾荒、战乱等）在发病中的作用。随着社会的发展，人造局部小环境如高温、高湿、低温、环境污染等，在发病中的作用也应被考虑在内。中医是从正气与邪气两方面来认识疾病的病因与发病的。重视内因，如正气、精神情志在发病中的重要作用是中医的一大特色。

至于什么叫邪气，简单地说，凡扰乱、破坏人体自调状态的各种因素，在中医中都叫邪气，包括六淫、疫疠、饮食失节、劳逸过度、情志失常、外伤、中毒等。

人体的生命过程自始至终都受到自然环境和社会环境的影响。人体在适应和改造环境的过程中维持着自身的协调平衡，也维持着与环境的协调统一，从而维持着稳定有序的生命活动。在一定致病因素的作用下，人体稳定有序的生命活动遭到破坏，出现阴阳失调、形质损伤或机能障碍，表现为一系列临床症状和体征的过程就叫发病。疾病的发生过程，就是机体处于病邪损害和正气抗损害之间的矛盾斗争过程。若环境的影响超越了人体的适应能力，或人体自身调节功能失常，难以适应环境剧烈或持久的变化（如剧烈的气候变化或长期持久的情志刺激等，超越了人体自身的防御和适应调节能力），就会导致疾病的发生。因此，疾病的发生一般有两个方面的原因：一是机体自身的功能紊乱和代谢失调，二是外在致病因素对机体的损害和影响。这两方面的原因在发病过程中又是相互影响的，机体自身的失调最易导致外在致病因素的侵袭，而外在致病因素侵入之后，又会导致或加重机体的功能紊乱和代谢失调。

历代医家既重视正气在发病中的主导作用，也不忽视邪气在发病中的重要作用。人体正气不足，是病邪侵入和发病的内在因素。疾病的发生和变化虽然错综复杂，但概括起来，不外乎是邪气损害机体与正气抗损害之间的矛盾斗争过程，即任何一种邪气作用于人体，正气必然与之抗争，以祛除病邪和维护机体的健康。邪气对机体具有感染侵袭、损伤形质、障碍机能等各种致病作用，正气对邪气具有抗御、免疫、修复、调节等作用。如病邪被及时消除，“阴平阳秘”的生理状态得以保持，则不发病，即“正能胜邪”；反之，病邪不能及时被消除，机体的平衡协调状态遭到破坏，即“邪胜正负”，则发病。因此，中医认为发病原理在于邪正相搏。正气是决定发病的主导因素，邪气是发病的重要条件。

正气具有抗御病邪侵袭，及时祛除病邪而防止发病的作用。正气的防御作用具体表现在以下几个方面。①抵御外邪的入侵：邪气侵入机体，正气必然会与之抗争。若正气强盛，抗邪有力，则病邪难以入侵，故不发病；或虽邪气已经进入，但正气盛，能及时抑制或消除邪气的致病力，亦不发病。②驱邪外出：邪气侵入后，若正气强盛，可在抗争中驱邪外出；或虽发病，但邪气难以深入，病较轻浅，预后良好。③修复调节能力：对邪气侵入而导致的机体阴阳失调、脏腑组织损伤、精血津液亏耗及生理机能失常，正气有自行调节、修复、补充的作用，可使疾病痊愈。④维持脏腑、经络功能的协调：正气分布到脏腑、经络，则为脏腑、经络之气。脏腑、经络之气运行不息，推动和调节各脏腑、经络的机能，使之正常发挥，并推动和调节全身精、血、津液的代谢及运行输布，使之畅达而无瘀滞，从而防止痰饮、瘀血、结石等病理产物以及内风、内寒、内湿、内燥、内火等内生五“邪”的产生。

邪气是发病的重要条件和导致发病的原因之一。影响发病的因素很多，但可归纳为环境因素、体质因素和精神因素三个大方面。

1. 环境因素

环境因素指与人类生存密切相关的自然环境与社会环境，主要包括气候因素、地域因素、生活工作环境、社会环境等。人与自然环境和社会环境息息相关，若这种“天人相应”的关系遭受破坏，就会出现病理反应。

（1）气候因素：四时气候的寻常变化是产生和传播邪气，导致疾病发生的条件，因此可形成季节性多发病，比如春易伤风、夏易中暑、秋易伤燥、冬易感寒等。特别是反常的气候，如久旱、水涝、暴热暴冷，既可伤及人体正气，又可促成疠气的传播，形成瘟疫流行，如麻疹、水痘等多在冬春季发生和流行。另外，随着四季变化，人体阴阳之气的盛衰也有所差异。因此，不同的季节，可出现不同的易感之邪和易患之病。

（2）地域因素：不同地域其气候特点、水土性质、生活习俗各有所不同，可影响人群的生理特点和疾病的发生，容易导致地域性的多发病和常见病。比如北方多寒病，南方多热病或湿热病；某些山区，人群容易患地方性大脖子病（甲状腺肿大）等。另外，有些人一旦换了地方住，或者远途旅行，容易因机体的抵抗力下降而发病，初期常有“水土不服”的表现。

（3）生活工作环境：不良的生活和工作环境也可成为疾病发生的因素。如工作环境中的废气、废液、废渣、噪声，都可成为直接的致病因素，造成某些严重的疾病或急性、慢性中毒。生活居住条件差，阴暗潮湿，空气不洁净，有蚊子、苍蝇等，也是导致疾病发生和流行的条件。

（4）社会环境：人在社会中的政治地位、经济状况、文化程度、家庭情况、境遇变迁和人际关系等，也与疾病的发生有一定的联系。各种社会因素均能影响人的情志活动，若不能自行调节并与之适应，就会产生疾病或者成为某些疾病的诱发因素。

2. 体质因素

体质是正气盛衰的体现，因而决定着发病的倾向。一般来讲，体质强盛，则抗病力也强，不容易感受邪气而发病；或者虽然被内外邪气所干扰，但生病后容易出现实证。体质弱，就容易感受邪气而发病，发病后易出现虚实夹杂证或虚证。这说明不同类型的体质，其发病具有一定的倾向性。

不同的体质，对某种病邪具有不同的易感性，对某些疾

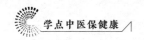

病具有不同的易发性。阳虚体质，常常容易感受寒邪；阴虚体质，常常容易感受热邪。小儿“脏腑娇嫩，形气未充”，且又生机蓬勃，发育迅速，所以容易感受外邪，或伤饮食，或感受邪气后容易热化生风，或者容易患生长发育方面的疾病。年纪较大的人，脏气已亏，精血不足，抗病力、调节力、康复力都有所下降，容易感外邪而发病，其病症容易形成虚实夹杂证或虚证，并且难以痊愈。女性以血为本，具有经、带、胎、产的生理变化，对发病也有一定影响，易患肝郁、血虚、血瘀；男性以精气为本，易患肾精、肾气亏虚之疾。胖人或痰湿内盛之体，易感寒湿之邪，易患眩晕、中风之疾；瘦人或阴虚之质，易感燥热之邪，易患肺痨诸疾。感受相同的病邪，因个体体质不同，可表现出不同的症候类型。如同感风寒之邪，卫气盛者易形成表实证，卫气虚者易为表虚证或虚实夹杂证。同感湿邪，阳盛之体易热化形成湿热证，阳虚者易寒化为寒湿证。反之，若体质相同，虽感受不同的病邪，也可表现出相同的症候类型，如阳热体质无论感受热邪还是寒邪，都可表现出热性的症候。

3. 精神因素

精神状态能影响内环境的协调平衡，故能影响发病。精神状态好、情志舒畅、气机通畅、气血调和、脏腑功能旺盛，则正气强盛，邪气难以入侵，或虽受邪也易祛除。若情志不舒，则气机逆乱、气血不调、脏腑功能失常而发病。所以，调摄精神，可以使内环境协调平衡，从而减少和预防疾病的发生。情志变化与疾病发生的关系具体表现在两个方面：①突然强烈的情志刺激可扰乱气机，伤及内脏而致疾病突发。如临床中常见的突发性胸痹、心痛、中风等，可因强烈的情志刺激而诱发。②长期持续性的精神刺激，如悲哀、忧愁、思虑过度易致气郁或气机逆乱而缓慢发病，可引起消渴、胃脘痛等病的发生。

我们知道了正气的重要作用，就要随时注意保护正气，杜绝一切可能导致正气受伤的事情发生，以免失去身体的抗病能力和自我修复能力。

➡ 人太安逸了也要生病吗?

合理地调节劳动与休息，是保证人体健康的必要条件。如果劳动或者休息的节奏失调，劳逸失度（就是无论是长时间过于劳累还是长时间过于安逸静养，都不利于健康），就可能导致脏腑、经络及精、气、血、津液、神志等失常而引起疾病。因此，我们说人太劳累了要生病，人太安逸了也要生病，而且劳逸失度是内伤疾病的主要致病因素之一。所以，我们要知道什么叫劳逸适度，要知道为什么要调节好劳和逸的节奏。保持身体处在适当、适宜的运动和休息的相对稳定状态中，才能保持身心的健康。

1. 过度劳累

通常人们说的过劳，就是指过度劳累。过度劳累引起的疾病就称为劳倦所伤，包括劳力过度、劳神过度和房劳过度三个方面。

（1）劳力过度：又称“形劳”，指较长时间过度用力，

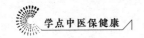

劳伤形体而积劳成疾，或者病后体虚，勉强劳作也会生病。劳力太过而致病，其病变特点主要表现在两个方面：①过度劳力而耗气，损伤内脏的精气，导致脏气虚少，功能减退。由于肺为气之主，脾为生气之源，劳力太过尤其容易耗伤脾气和肺气。常见的表现有少气懒言、身体倦怠、没有精神、容易疲倦、气喘、呼吸急促、出汗等。这就是中医说的“劳则气耗”。②过度劳力而导致形体损伤，也就是劳伤筋骨。做体力劳动的时候，主要依靠人体筋骨、关节和肌肉的运动，如果长时间用力太过，就容易造成人形体组织的损伤，久而积劳成疾。我们经常听人说的“腰肌劳损”就属于这一类疾病，所以中医说：“久立伤骨，久行伤筋。”

（2）劳神过度：又称“心劳”或者“劳心”，是指长期用脑过度，思虑劳神而导致积劳成疾。由于心藏神，脾主思，血是神志活动的重要物质基础，所以用神过度，长期思虑，就容易耗伤心血，损伤脾气，以至心神失养、神志不宁而出现心悸、健忘、失眠、多梦和脾失去正常的运化功能，出现食少、腹胀、大便稀溏、消瘦等。

（3）房劳过度：又称“肾劳”，是指房事太过，或手淫过度，或者妇女早孕、生育过多等，耗伤肾精、肾气而产生的疾病。肾藏精，肾精不宜过度发泄消耗。如果房事不节制就会导致肾精和肾气耗伤，动摇人体的根本，常常出现腰膝酸软、眩晕耳鸣、精神萎靡、性机能减退等。妇女早孕、多育，精血亏耗以后累及冲、任脉和胞宫，容易出现月经不调、带下过多等妇科疾病。此外，还要注意的是，房劳过度也是导致早衰的重要原因。

2. 过度安逸

再来看看过度安逸会出现什么情况吧。过度安逸包括体力过逸和脑力过逸两个方面。人体每天需要适当的身体活动，气血才能流畅，阳气才能得到振奋，机体才能更好地发挥其功能。如果很长时间里都很少活动，贪图安闲，或者觉得在床上很舒服，因而睡得过久，或者长期不动脑筋，用脑过少等，都可使人体脏腑、经络以及精、气、血、神志失调而导致病理变化。过度安逸致病，其特点主要表现在三个方面：①气机不顺畅。如果长期减少运动，则人体气机失于畅达，可以导致脾胃等脏腑的功能活动障碍，出现食少、胸闷、腹胀、肢体困倦、肌肉软弱或发胖臃肿等。时间长了会进一步影响血液运行和津液代谢，形成气滞血瘀、水湿痰饮等内生病变。②阳气不振、正气虚弱。过度安逸，或长期卧床，阳气失于振奋，可至脏腑组织功能减退，体质虚弱，正气不足，抵抗能力下降等。所以过度安逸产生的疾病，常见动则心慌、心累、气喘、汗出等症状，或者抗病邪能力低下，容易感受外来邪气而致病。③神气衰弱。长期不动脑筋，用脑过少，阳气不振，可能导致神气衰弱的症状，常见的有精神萎靡、健忘、反应迟钝等。因此，我们在日常的工作劳动和生活休闲方面要注意调节节奏，保持时常适宜的活动，不要贪图过分安逸，才能维持身体的精神、气血和津液等处于正常状态，才能保证身心的健康。

怎么利用农村的有利条件维护健康？

也许有一些人会觉得生活在农村没有生活在城市好，其实认真想一想，从生活环境的角度来看，生活在农村未必就比城市条件差。有人做了很朴实的总结，说如果家在农村有很多好处：①早上起床后能呼吸到新鲜空气，能听到鸟儿的叫声，能看到绿色植物，对身体有好处；②农村很安静，是个修身养性的地方；③水源好，能吃到很好的蔬菜；④空气清新，噪声少；⑤农村人情味足，心情好；⑥锻炼身体空间大，吃的东西新鲜；⑦少了许多的钩心斗角，环境和谐。

前面说的这些很容易让人明白住在农村的好处，如果用中医学的观点来看待的话，这些条件对维护人的健康是非常有用的。自然环境好，空气清新，有利于呼吸；人际关系和谐，邻里交往增进了友谊，心情好有利于健康；新鲜蔬菜有利于脾胃吸收其中的营养成分，供给全身，对五脏六腑都有好处。因此要学会充分利用农村的有利条件维护身体健康。

（1）好好地享受农村的新鲜空气。农村的村庄院落一般都会种植一些树木，有的房子依山傍水修建，住在家里就可以看到美丽的自然景色，空气特别清新。所以要好好利用这些有利条件，要学会深长缓慢的呼吸方法。在清闲的时候，有意识地在水泉边、树林中，慢慢地吸进新鲜空气，呼出体内的浊气，这样有利于气血在体内的正常运行，维护身体健康。

（2）好好地享用自己种植的无害蔬菜瓜果。要知道自然生长的蔬菜瓜果，没有农药的危害，对身体是大有好处的。现在城市里的居民都知道要吃五谷杂粮。农村得天独厚的环境要好好珍惜和利用。

（3）好好享受亲戚朋友以及邻里之间的和谐共处。要珍惜农村那种纯朴的亲情、乡情。少了钩心斗角，就少了对身体的侵害。心情经常处于不快乐状态，是一定会生病的。所以保持和谐的邻里关系、家族关系、亲情关系，有利于身体健康。

做到了以上这几点，其实就是做到了“美其食，任其服，乐其俗，高下不相慕”，这在农村只要认真去做，是很容易达到的。

中国是一个农业大国，农民群体是我国最大的人口群体，如果这一部分人的健康问题解决了，那么我国的整体健康水平也就提高了。因此，国家要提高农民群体的自我健康意识，让他们能够主动地利用条件、创造条件为自己的健康服务。随着中国城市化进程步伐的加快，土地这一稀有的、不可再生资源会越来越宝贵，所以生在农村、长在农村的人要珍惜自己所占有的宝贵资源，充分利用好农村的天然资源，为健康服好务。维护好自己和家人的身体健康，也是为国家做了贡献。

什么叫“虚邪贼风，避之有时”？

中医预防疾病强调两大方面：一是要尽可能地避免外来邪气侵害，二是要加强自身抗病能力。《黄帝内经》就提出

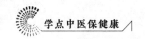

“虚邪贼风，避之有时”。虚邪贼风，可以理解为一切不正常的气候变化和有害于人体的外界致病因素。古代深懂养生之道的人在教育普通人的时候，总要讲到对四季不正常的气候和有害于人体的外界致病因素应该及时避开，尤其是要避开疫邪。

中医把具有强烈传染性的时行邪气叫疫邪。由疫邪引起的疾病叫疫病，如现在的禽流感、甲型流感等。如果这类具有强烈传染性和流行性的疾病又具有发热等温热性质的临床表现，就被称为瘟疫。《黄帝内经》指出：“余闻五疫之至皆相染易，无问大小，病状相似。”说明在那个时代人们就已经明确地指出了疫邪传染性很强、发病以后症状相似的特征。《伤寒论》等中医经典书籍还记载了古代疫病流行时的惨状，疫病使很多家庭遭受了灭门灭族之灾，说明了疫病的严重危害性。在当时的社会条件下，疫病反复流行，成为严重威胁人类健康的一类疾病。在疫邪引起的传染性疾病猖獗流行时，古代医学家进行了大量的研究，对其发病的客观规律有了一定的了解。《诸病源候论》明确指出，在节气不和、寒暑乖候，或者暴风疾雨、雾露不散等情况下，民多疾疫。就是说，疫病的发生和流行，与气候的反常变化有关。明代有一本专门研究瘟疫的中医书籍叫《瘟疫论》，这本书的作者清楚地认识到，瘟疫这种传染性疾病不是由一般的风邪、寒邪、暑邪、温邪所引起的，是天地之间另外一种“异气”引起的，这种“异气”也被称为“戾气”，是肉眼不能察觉、手不能触摸到、耳朵听不到、鼻子闻不到的一种具传染性的邪气。这种邪气的传染途径是“邪从口鼻而入”。这些认识为预防疫邪传播和流行提供了很有用的指导和借鉴作用。

《黄帝内经》还指出，预防时要“避其毒气”，这一点十分重要。流行性、传染性疾病多从口和鼻两个地方侵入人体。因此，要注意饮食卫生，不吃腐烂的、不清洁的食物，不用病人用过的餐具，如果是集体用餐场所，如食堂、餐馆等，一定要搞好餐具消毒工作，这样就可以防止病从口入。要防止邪气从鼻子侵入人体，则需要做到顺应天时，避免吸入带有“疫疠之气”的浊气。在遇到气候反常、大灾大荒、疫病流行的时候，尤其要注意防范。传染性疾病病人居住过的房屋、使用过的器具、穿过的衣服都要消毒。

总之，要保证身体健康，就要提高防范意识，“避其毒气”，没有生病的人要自我预防和自我保护。中医还强调“正气存内，邪不可干”。正气指人本来具有的维持健康和抵御外邪干扰、侵犯和损害的能力；邪就是能引起疾病的内部和外部诱发因素，如外部的“风邪”“寒邪”，以及内心会影响健康的“不正之念”等。中医学的这一主张与现代医学提出的增强体质、提高机体免疫力的观点不谋而合。因此，注意调摄起居、加强锻炼、增强体质，才能从根本上减少感染疫病的机会。

什么是“精神内守，病安从来”？

前面我们说到了中医预防疾病注重的两大方面之一——避免外来的邪气侵害。现在我们来说说怎么加强自身抗病能力的问题。

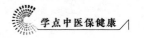

《黄帝内经》说："恬淡虚无，真气从之，精神内守，病安从来。"这句话解释了怎么样才能使自身体质强壮。"恬淡虚无"讲的是要调节好自己的精神。"恬淡"是说人对待名利和声色等种种欲望，要看淡一些。人如果没有太多的欲望，烦恼自然也就少了，能做到少思寡欲就能无忧无虑。"虚无"指心境恬淡空净，无欲无求。如果人们的欲望太多，对名利和声色执着不放，不但心会很累，而且还会影响人体气血的正常运行，气血如果不能正常运行，人就会生病。因此，要使内心悠游自在，安闲而舒适。再看"真气从之"，如果说"恬淡虚无"是因，"真气从之"就是果，是"恬淡虚无"的效验。这里真气指人体的元气，也就是生命活动的原动力，由先天之气和后天之气结合而成。所以我们可以清楚地看到，如果做到了不为名利拖累，做到了心境平和，那么真气就能正常地发挥它的作用，就能使人体的生命活动保持在正常状态。

"精神内守"是养神的一条重要原则，是指人对自己的意识、思维活动以及心理状态进行自我锻炼、自我控制、自我调节，使其与机体、环境保持协调平衡而不紊乱。"内"针对外而言，"守"是坚守、保持的意思。"精神内守"强调了精神的安定对人体健康的重要作用。"病安从来"是说如果精神守持于内，人怎么会得病呢？所以，如果不善于控制自己，为贪图一时的快乐而违背生活规律，则有害于身心健康，使人体过早衰老。中医学认为，精神耗散，不能守持于内之所以会引起衰老，是因为气血是神的物质基础，大量过分地耗散精神，可以使气血损耗，从而引起衰老。大量事实证明，经常大哭大闹、喜笑过度的人，是不会长寿的。有道德修养的人，能做到时时、事事控制自己的精神，冷静、客观地处理各种事物，对于任何重大变故和日常生活中所遇到的各种复杂问题，都能保持稳定的心理状态和豁达的处世态度，顺应事物的规律去解决问题。另外，要正确地对待自己的社会地位问题，做到“高下不相慕”，这也是《黄帝内经》里一句重要的养生格言。“高下”，指社会地位有高有低，“高”指贵族、统治者，“下”指老百姓。这句话是说，不管社会地位是高还是低，都要各安其位，尤其是社会地位低的人，不要与社会地位高的人比较而愤愤不平，不要妒忌，那样是不利于保持身体健康的。自古以来，不少人为了高官厚禄互相残杀，连脑袋都丢了，还谈什么养生呢？还有一些人，不但嫉妒比自己地位高的人，甚至连别人的才华、品德、名声、成就、相貌等优于自己时，都觉得不舒服。这种人常常可以产生一种“无名火”，使自己心情抑郁、情绪烦躁。历史上，因嫉妒而产生悲剧的例子是相当多的。《三国演义》中的周瑜，才华出众，只因嫉恨比他更足智多谋的诸葛亮，最后郁闷在胸，吐血而亡。战国时候的庞涓嫉妒心膨胀，干出了毒害同学孙膑的事情，最后也害了自己。因此，人们应该尽量做到少私寡欲。少私，是指减少私心杂念；寡欲，是指减少对名利和物质的嗜欲。《红炉点雪》说：“若能清心寡欲，久久行之，百病不生。”事实证明，只有少私寡欲，精神才能守持于内。可以想象，一个私心太重、嗜欲不止的人，他的精神是不能够安静下来的。《太上老君养生诀》里说："且夫善摄生者，要先除六害，然后可以保性命延驻百年。何者是也？一者薄名利，二者禁声色，三者廉货财，四者损滋味，五者除佞妄，六者去妒忌。六害不除，万物纠心，神岂能内守。"这段话说出了"精神内守"的重要方法，可供大家思考和实践。大家都要清楚，先要有心灵健康，才有整个身体的健康。

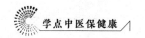

中医养生的要点是什么？

养生学，是研究和阐释人类生命发生发展规律、预防疾病、增强体质、延年益寿的基础理论、方法的一门实用学科。中医养生学是在中医理论的指导下，探索和研究中国传统的颐养身心、增强体质、预防疾病、延年益寿的理论和方法，并用这种理论和方法指导人们保健活动的实用科学。中医养生学吸取各学派之精华，提出了一系列养生原则，如形神共养、协调阴阳、顺应自然、饮食调养、谨慎起居、和调脏腑、通畅经络、节欲保精、益气调息、动静适宜等，使养生活动有章可循、有法可依。

所谓养生，就是根据生命发展的规律，采取能够保养身体、减少疾病、增进健康、延年益寿的手段所进行的保健活动。养生一词，最早见于《黄帝内经·灵枢·本神》："故智者之养生也，必顺四时而适寒暑，和喜怒而安居处，节阴阳而调刚柔，如是则避邪不至，长生久视。"这段话实际上阐明了养生的要点。所谓生，就是生命、生存、生长的意思；所谓养，是保养、调养、培养、补养、护养的意思。养生就是通过养精神、调饮食、练形体、慎房事、适寒温等各种方法去实现的，是一种综合性的强身益寿活动。

1. 不同年龄阶段的养生要求

（1）胎儿期：胎儿虽然在母体内，但也能感受外界及母体的影响。这个时期的养生主要依赖胎教，所以各种养生要求都是针对母亲的。母亲应对自己的胎儿负责，以保证胎儿的正常发育。例如，母亲要行动稳重，食饮丰富平和，精神安定愉快，不听恶声，不看恶事，睡眠充足，节制房事等。

（2）婴儿期：这个时期为稚嫩期，婴儿形气未充，神气未定，易饱、易饥、易惊、易为邪气侵犯，如果生病则传变迅速，所以这个时期的养生在于母子同养。养母以防止母病累及孩子，养子就要保证满足其各种生理需求，适其寒温，多见阳光，合理饮食，对待婴儿要慈祥、安和、愉快，使婴儿发育结实、稳定。

（3）幼儿及青春期：这个时期的养生主要在于自身，但又需要父母的指导和关怀。这个时期孩子的特点是生长迅速，智力、体力大增，生殖力也逐渐成熟，是精神与形体变化最显著的时期。精神方面应对其和蔼、关怀，指导其明事理、辨善恶，如果失去教养，将导致其性格孤僻、行为怪诞，甚至为害社会；身体方面倡导杂食不偏、生活自理、手脚勤快，要充分保证其成长发育的营养需要，避免发育迟缓、发育不良等。尤须注意使其参加力所能及的家务及社会

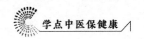

公益活动，要避免因过分溺爱而养成其所求必得，从不顾及他人的恶习。

（4）壮年期：这个时期为智力、体力的顶峰阶段，是肌肉隆盛、筋骨劲强、精力充沛的时期，但也是开始走向衰老的时期。某些人常常由于自恃盛年，饮食劳逸失去节制，当时虽然没有明显的身体受到损伤的感觉，但实际上体质已经受到损害，迈入暮年后加速衰老。因此，这个阶段的养生重在保持和谐适度。虽然精力旺盛但不做过度劳累的事，不要通宵达旦地熬夜做事情，要做到食饮有节，起居有常，动静结合，节欲保精，把体力、精力保持在旺盛的水平，可以相对延长青春、延缓衰老。

（5）老年期：这个时期是生命的最后阶段。衰老是自然规律，所以精神上要放得开。人到了这个时期，要做的人生大事多已了却，应该是心无羁绊，怡然自得，只要自己高兴，条件许可，访友话旧，琴棋书画，花鸟虫鱼，都可以选择。只要注意起居有规律、食饮适宜、锻炼有常，使身体阴阳平衡、气血顺畅，精、气、神保持在一个适当的水平，则可以做到老而不衰，延年益寿。

2. 中医养生的基本原则和方法

养生的理论大都从维持人的正常状态出发，把减少消耗、加强再生、保持顺畅、维持稳定作为重要的着眼环节。《黄帝内经》说“生之本，本于阴阳”，又说“阴平阳秘，精神乃至”。所以，养生实际上就是要协调好阴阳，阴阳调和则精力充沛，邪气不容易侵犯，就能保持健康。调和之道，按照中医的说法就是，须顺时以养阳，调味以养阴，使阳气固密、阴气静守，内实外密则健康有寿。通俗地说，就是要根据自己的体质状况，注意季节气候的变化，增减衣物，调理好自己的饮食，不要偏食，情绪和谐适中。中医养生的基本原则和方法如下：

（1）适应自然规律。“人与天地相应”，人的生命活动是遵循自然界的客观规律进行的，人体自身具有与自然变化规律基本相适应的能力。如果人能掌握其规律，主动采取各种养生措施适应其变化，就能避邪防病，延缓衰老。即要顺应四时阴阳消长规律进行养生，从而使人体生理活动与自然变化的周期同步，保持机体内外环境的协调统一。所谓四季养生，关键在于顺应四季的阴阳气候变化。中医学认为天、地、人是一个整体，人与天、地是相应的。人的五脏和四季气候变化是完全相通的（春气通于肝，夏气通于心，长夏气通于脾，秋气通于肺，冬气通于肾）。顺应气候，就是要根据气候变化适当调整自己的行为，冷就加衣物，热就减衣物。夏天该热，要出汗就不要怕热而贪凉；春天大地复苏，生机勃勃，该早起就不要睡懒觉；冬天冷，条件许可能晚点起来就可以晚点起来等。衣、食、住、行都要随季节而变化，不要逆季节而动。人的生活不可避免地要受到环境的影响，因而对水土气候、地形地貌、森林植被等均有所选择。古人主张在高爽、幽静、向阳、背风、水清、林秀、草芳之处结庐修养，故多选择名山大川、幽雅清静之处。

（2）重视精神调养。一是要尽量避免外界环境的不良刺激对人体的影响。优美的自然环境、良好的社会环境、和睦幸福的家庭氛围等，有利于精神调养。因而，要积极创建这种环境和氛围，尽量避免来自自然环境、社会环境、家庭等方面的不良刺激。二是要积极治疗躯体性疾病，防止内源性因素的不良刺激。躯体疾病可给病人造成痛苦等不良刺激，重病或久病常易导致精神负担，内源性刺激还可产生异常的情志变化，加重病情，影响康复，导致早衰。要提高自我心理调摄能力。过激、过久的情志刺激，只有在超越人的心理调节范围时才会成为致病因素。《灵枢·本脏》说："志意和则精神专直，魂魄不散，悔怒不起，五脏不受邪矣。"这里的"志意和"是一种中和平稳的状态，与人群中个体的气质、性别、年龄、经历、文化思想修养等密切相关，从而表现为对情志致病的耐受性、敏感性、易发性等方面的个体差异，因而要求人们能通过养生活动做到善于进行自我心理调摄，通过经验认识及思想活动来转移情感反应，消除其不良刺激，保持良好的心境。精神乐观，则气舒神旺；精神抑郁，则气结神颓；喜怒不节，则气耗神消。只有清心寡欲才可使心气平和、血脉流畅、精神安定，虽有大惊猝恐而不能为害。调神之法，或参禅入定，或心有所持，或弦歌自娱，或山林探幽，气度从容、心思安定、志闲而少欲、心安而不惧，则神调。

(3) 注意形体锻炼。形体锻炼不仅可以促进气血的流畅，使人体筋骨强劲，肌肉发达结实，脏腑功能健旺，增强体质，还能以"动"济"静"，调节人的精神情志活动，促进人的身心健康。因此，运动养生是养生活动中的一个重要内容，要循序渐进，持之以恒，才能获得动形以养生的功效。气为血帅，血为气母，两者相伴，贯通周身，营养全身。气血流通则生机正常，滞塞则瘀结病生。要使其流通正常要注意两个方面：①以形体动作促进气血流行，就像华佗传授弟子五禽戏时所说，“人体欲得劳动，但不当使极耳”，就是说要劳动但是不要过劳。劳动则气血周流，此即流水不腐的道理。②以意念来导引气的运行，气行则血行，身体或动或止，但气血的流通、经络的舒畅始终能得到保证，这就是用气功吐纳之术健身的道理，可供参考。五禽戏、八段锦、易筋经、太极拳等，都是通过使气血流通而起到养生作用的。

（4）注意饮食调节。前人十分重视饮食养生。通过调节食物的品质、数量以及进食规律，回避有害食物来养生。食养要遵循一定的原则：第一，辨别饮食的宜忌，认识到饮食与人体健康之间存在着宜与忌、利与害的辩证关系。辨饮食之宜忌是食养的原则之一。一般说来，体质偏热者，进食宜凉而忌温；体质偏寒者，进食宜温而忌凉；平和体质的人，宜进平衡饮食而忌偏食。第二，平衡膳食是安身之本。机体对营养物质的需求是多方面的，含有丰富营养的饮食可以促进机体的生长发育，推迟衰老的发生，减少因衰老而导致的多种疾病，因此，食养中膳食的调配要尽可能全面、合理、互补，即平衡膳食，因为饮食与脾胃的关系密切，脾胃被称为后天之本，所以要处处注意顾护脾胃。

（5）做到房事有节。中医说人始生，先成精，先天之精源于父母，藏于肾，为生命之本、繁衍的源头。后天之精由脾胃生化而来，也藏于肾。精是气的本源，精盛则本壮，气化之源旺盛，就能生气勃勃。人的一切活动都要消耗精气，所以消耗了就要用药食培补，补精滋源，补气以助化精。延年之药食虽然很多，但都不外乎以培补先天和后天的精气为主。七情六欲人人都有，但是多欲就会伤精，所以要节欲以安精神，房室有节以保肾精，使精常满，身体才能健康，才能延年益寿。男女的两性生活是先天赋予的本能，是人类繁衍所必需的，而且男女从青春发育期开始就自然地产生对性的欲望，这是肾中精气充盈的表现。性生活适当，不但有利于个人的健康，同时对民族的繁衍昌盛、社会和家庭的安定和睦都有重要意义，所以历代医家都很重视这一问题。

自古以来，男大当婚，女大当嫁。性生活是必需的，也是顺应自然的。如果成年之后，没有适当的性生活，不但生理上得不到满足，日久还易酿成疾病。而且若心理上存在所欲不遂，隐曲难伸，还容易形成气机瘀滞的病症。古代医籍中讨论的寡妇、鳏夫疾病，大多属于肝失疏泄的病证，就是这个缘故。由于性生活要消耗肾精，因此必须节制。肾中精气是人生命活动的原动力，是全身阴阳之根本，过于消耗，必然导致亏虚，造成性功能减退，全身虚弱，甚至早衰，所以肾精不可不珍惜。

（6）防止病邪侵害。慎避外邪，是寓于养生学中的一条重要原则，主要体现在三个方面：①“虚邪贼风，避之有时”；②要注意“避其毒气”，以防止其致病和“染易”；③实施药物预防，近代采用药物预防传染性疾病及某些疾病的发生与流行，其内容更为丰富，是防病养生活动中重要的一环。

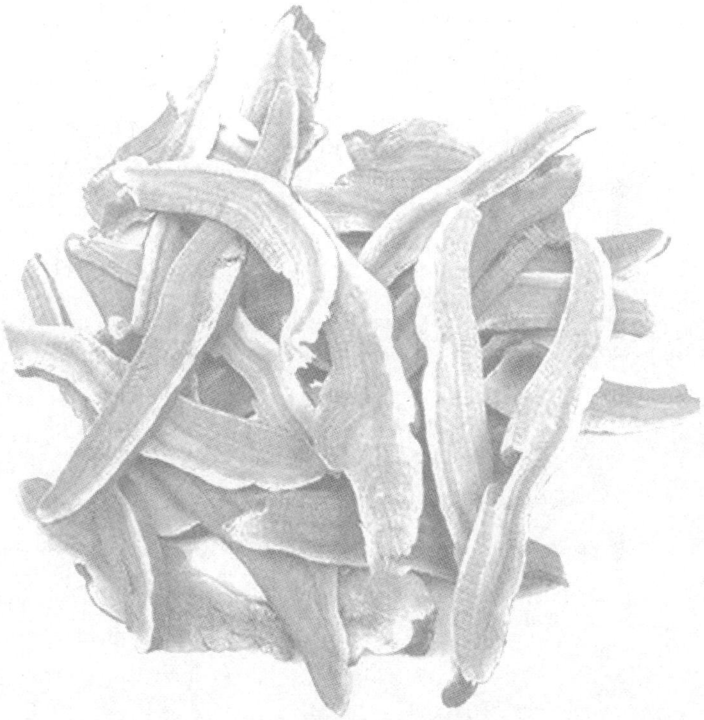

健康生活系列丛书

学点中医保健康

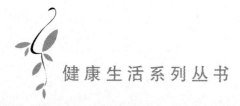

简单的中医药治疗与保健知识

什么是中医的“八法”？

“八法”是指“汗、吐、下、和、温、清、消、补”八种中医治疗方法，是清代医家程钟龄在他编写的《医学心悟》中提出来的。后来的医家通常把“八法”作为常用治法的代表，实际上我们可以理解为中医治疗疾病的八类大法。了解“八法”的知识，有助于我们认识中医是怎么治疗疾病的。

1. 汗　法

汗法就是促进身体发汗，使邪气随着出汗而排出体外的一种治疗方法。汗法具有发汗解表、透邪外出、发散水湿、宣通血脉等作用，是解除表证的主要治疗方法。一些不是由外邪所导致的，但体内的邪气有外出趋向的病症，也可以配合汗法因势利导地进行治疗。所以除了用汗法治疗外感表证，对于麻疹初起、疹未透发者，风湿在表和水肿实证兼有表证者，疮疡、痢疾、疟疾初起而有恶寒发热者，都可以用汗法进行治疗。由于病情有寒有热，体质有强有弱，邪气有兼夹的不同，汗法主要有辛温、辛凉的区别。汗法也常常与补法、下法、消法、清法、温法等其他治法综合运用。

2. 吐　法

吐法是通过引起呕吐，使停留于咽喉、胸膈、胃脘等部位的痰涎、宿食或者毒物从口排出的一种治疗方法。吐法引导、促使呕吐，使有形的实邪从口中迅速排出，以达到治疗疾病的目的，所以吐法主要适用于有形病邪停滞、发病部位较高、邪气有从上部越出趋势的病症，如咽喉痰涎壅阻、顽痰停滞胸膈、宿食留滞胃脘、误食毒物但还在胃中等。不过吐法虽然是祛除病邪的有效捷径，但是容易损伤胃气，在呕吐中还会出现不舒适的反应，病人不容易接受，现在临床已经较少使用，除非万不得已才使用。应严格掌握吐法的适应证，以防意外。

3. 下　法

下法是通过泻下通便，使积聚肠胃的宿食、燥屎、冷积、瘀血、痰结、水饮等有形实邪从大便排出体外的一种治疗方法。下法具有泻下积滞、攻逐水饮、破瘀通经、驱逐痰饮等作用，主要适用于大便秘结、冷积便秘、蓄血蓄水、宿食痰结、虫积及水肿等实证。在外感温热病和杂病，还有中风等危重急症的治疗中，下法也常与其他治法配合应用。由于积滞通常有寒热之分，正气有盛有衰，邪气有兼夹的不同，所以下法又分为寒下、温下、润下、逐水、攻补兼施等。下法以攻逐为特点，容易耗伤正气。因此，临床以有形实邪停留肠胃的里证、实证为适应证，对于孕妇、产后妇女、月经期妇女、年老体弱者、失血者等一般都需慎重使用。

4. 和　法

和法是通过和解与调和的作用，达到疏解邪气、调整脏腑功能的目的的一种治疗方法。其特点是作用缓和，照顾全面，应用较广泛，适应的证情通常比较复杂。肝与胆、脾与胃相表里，肝、胆、脾、胃在发病中关系密切，而这类相关病症的病因病机比较复杂，单纯的攻法、补法、温法、清法都不适宜，所以医家创造出了调和肝脾法、调和胃肠法、表里双解等方法。因此，和法主要适用于伤寒少阳证、肝脾不和、肠胃不和、表里同病、疟疾等。

5. 温　法

温法是通过温中、祛寒、回阳、通络等作用，使寒邪去、阳气复、经络通、血脉和的一种治疗方法。温法具有温中祛寒、回阳救逆、温通经脉等作用，主要适用于中焦虚寒、亡阳厥逆、寒凝经脉等病症。由于寒邪的部位在中、在下、在脏、在腑，以及在经络骨节的不同，因而温法中又有温中散寒、温通经脉、回阳救逆的区别。寒证的发生常表现为阳虚与寒邪并存，因此温法也常常与补法等治法配合运用，衍变出温肺化痰、温胃降逆、温肾纳气、温中行气、温经活血等具体治法。

6. 清　法

清法就是通过清热、泻火、凉血，以消除里证、热证的一种治疗方法。清法主要适用于气分热盛证、热入营血证、火毒壅盛诸证、暑热证、脏腑热证、久病阴虚热伏于里的虚热证等。里证、热证多为外邪入里化热或五志过极化火所致，发病有气分、营分、血分等不同阶段，病位也分布在不同脏腑，因此清法又分为清热泻火法、清营凉血法、清热解毒法、清热祛暑法、清脏腑热法、清虚热法等多种具体治法。

7. 消　法

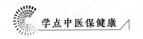

消法是通过消食导滞、消坚散结等方法，使结聚于体内的气、血、痰、食、水、虫等有形之邪渐消缓散的一种治疗方法。消法具有消滞、消坚、散结等作用，以渐消缓散为特点，适用于饮食停滞、气滞血瘀、癥瘕积聚、水湿内停、痰饮不化、疳积虫积等逐渐形成的有形实邪。消法针对病在脏腑、经络、肌肉，渐积而成，病势较缓，而且常常虚实夹杂，必须渐消缓散而不宜急于排出的情况，且常常与温法、清法、补法配合应用。

8. 补　法

补法是通过滋养补益人体的气、血、阴、阳，或者加强脏腑功能，以治疗人体气、血、阴、阳不足或脏腑虚弱病证的一种方法。补法具有补益虚弱、扶正祛邪的作用，主要适用于各种虚证。所以补法又具体分成补气、补血、补阴、补阳以及气血双补、阴阳并补等几类。补法不仅能扶虚助弱，增强脏腑功能，而且可以通过恢复和加强正气，促进机体自然康复，达到祛邪防病的效果。但一般是在无外邪的情况下使用，以避免“闭门留寇”。

“八法”除吐法较少使用外，其他都是临床常用的。我们知道了“八法”，就应该了解了常见疾病的治疗方法，如虚证应该用补法，表证应该用汗法等。当然，由于病情的复杂性，临床也常将多种治法配合运用，因此出现了很多具体的治疗方法，供医生选用。

中医的治则是什么？

所谓治则，就是中医治疗疾病的法则，包括治疗原则和方法两个方面的内容。中医治病，首先要从整体观念出发，在阴阳五行学说的指导下，将“四诊”所得的情况进行分析、归纳、辨证，然后根据证情制定出相应的治疗原则和方法。治则是临证制方遣药的依据，内容比较丰富，在防治疾病上发挥着积极的指导作用。中医学有一整套比较完整和系统的治疗原则理论，如未病先防，治病求本，扶正祛邪，因时、因地、因人制宜等。

1. 未病先防

中医学对疾病的预防非常重视，早在2000多年前就提出了要“治未病”。《黄帝内经》说：“圣人不治已病治未病，不治已乱治未乱，此之谓也。夫病已成而后药之，乱已成而后治之，譬犹渴而穿井，斗而铸锥，不亦晚乎！”很明确地强调了预防疾病的重要性。

治未病的内容包含两方面，一是未病先防，二是既病防变。“正气存内，邪不可干”，人病与不病，关键是人体的正气充沛与否，即人体抗病能力的强弱。在同一条件下有人得病，有人不得病，就是这个道理。因此，未病先防，就需要人们加强精神修养，注意心理卫生，顺应四时气候变化，饮食有节，力戒偏嗜，起居有常，劳逸适度，锻炼身体，增强体质，从而提高抗病能力，才不易发生疾病。另外，在传染性疾病流行的季节里，还可采用药物进行消毒防病。既病防变，是指对已经发生的疾病要积极地进行早期治疗，防止已经发生的疾病向坏的方面发展和转变。既病早治和注意防变对控制疾病的发展与恶化具有重要意义。

2. 治病求本

“治病必求其本”，是指治疗疾病时，必须针对造成疾病的根本原因进行治疗，这是辨证论治的基本原则。

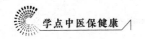

任何疾病的发生与发展，总是通过若干症状和体征表现出来的，但是这些显露于外的征象，还不一定是疾病的本质。在这种情况下，医者必须透过现象找到疾病的本质所在，也就是找出疾病发生的根本原因，然后针对其本质进行治疗。只有从根本上除去了发病原因，疾病的各种症状才会得以彻底消除。例如，头痛可由外感、血虚、肝阳上亢、痰湿、瘀血等多种原因引起，治疗就不能简单地对症治疗，而应在辨证的基础上，找出病因，针对病因分别采用解表、养血、平肝潜阳、燥湿化痰、活血化瘀等法进行治疗。要运用好这一原则，还必须弄清以下三点。

（1）标本缓急：标与本，是中医治疗疾病时用以分析各种病症矛盾，以便分清主次，解决主要矛盾的治疗理论。标是现象，本是本质。标本的含义是多方面的。从正邪两方面说，正气为本，邪气就为标；从疾病来说，病因为本，症状就为标；从病位内外而分，内脏为本，体表为标；从发病先后来分，原发病（先病）为本，继发病（后病）为标。总之，本含有主要方面和主要矛盾的意义，标含有次要方面和次要矛盾的意义。

疾病的发展变化是复杂的，因此，在治疗时就需运用标本的理论，分析其主次、缓急，以便于及时合理地治疗。其原则如下：

1）急则治其标：指标病危急，若不及时治疗，会危及病人生命，或者影响本病的治疗。例如，胀满、大出血、剧痛等急病，都应该先除胀、止血、止痛治其标，等到病情相对稳定后，再考虑治其本。

2）缓则治其本：指标病不是很急的情况下，采取治本的原则，即针对主要病因、病症进行治疗，以除病根。例如，阴虚发热，本是阴虚，标是发热，治本就是要补阴，阴不虚了发热就会自然消失。

3）标本同治：指标病本病俱急，在时间与条件上都不宜单独治标或者单独治本，只能采取同时治疗的方法。例如，肾不纳气导致的喘咳病，本为肾气虚，标为喘咳，肺失肃降是由肾不纳气引起的，所以治疗既要益肾纳气治本，又要肃肺平喘治标，这样标本兼顾，就达到了标本同治的目的。

（2）正治与反治：正治是指疾病临床表现与本质相一致情况下的治法，采用的方法和药物与疾病的征象是相反的，又称为“逆治”。《素问·至真要大论》中的“寒者热之，热者寒之”，即属于正治之法。一般病情发展符合常规，病势相对较轻，症状也比较单纯者，多适用于本法。反治是指疾病临床表现与其本质不相一致情况下的治法，采用的方法和药物与疾病的征象是相顺从的，又称为“从治”。《素问·至真要大论》说“微者逆之，甚者从之”“逆者正治，从者反治”。大凡病情发展比较复杂，处于危重阶段，出现假象时，多运用此法。其具体应用如下：

1）“热因热用，寒因寒用”：就是以热治热，以寒治寒。前者用于阴寒之极反见热象，真寒假热的病人；后者用于热极反见寒象，真热假寒的病人。二者实质上仍然是以热治寒，以寒治热。

2）“塞因塞用，通因通用”：指以填补扶正之法治疗胀满痞塞等症候，以通利泻下之法治疗泻利漏下等症候。前者适用于脾虚阳气不足而不健运者，后者适用于内有积滞或瘀结而致腹泻或漏血者。二者实质上亦为虚则补之，实则泻之。

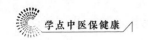

此外，还有反佐法，即于温热方药中加少量寒凉药，寒凉药性的方药中加少量温热药。此虽与上述所讲不同，但亦属反治法的范畴，多用于寒极、热极之时，或有寒热格拒现象时，可以减轻或防止格拒反应。

（3）同病异治与异病同治：同病异治与异病同治是根据治病求本的原则演变出来的两种治疗方法。

1）同病异治：是指同一疾病由于病邪或机体反应性不同，表现出不同的疾病症状，而采取不同的治疗方法。例如，同是痢疾，但致病的病邪有湿热或寒湿的不同，所采用的治疗方法也就不同。属湿热痢的，采用清热利湿的方法治疗；属寒湿痢的，则采用温中燥湿的方法治疗。

2）异病同治：是指在不同的病变过程中，如果病理相同，本质是相同的，就可采用同样的治疗方法。例如久泻久痢、子宫脱垂、脱肛、胃下垂等多种病症，只要其表现出中气下陷，均可使用补中益气的治疗方法以升提下陷的中气。

综上所述，同病异治与异病同治其实质都是治病求本。它体现出中医治疗方法是建立在辨证论治的基础上的。

3. 扶正祛邪

疾病的发生与发展是正气与邪气斗争的过程。正气充沛，则人体有抗病能力，疾病就不会发生或程度较轻；若正气不足，疾病就会发生和发展。因此治疗的关键就是改变正邪双方的力量对比，扶助正气，祛除邪气，使疾病向痊愈方向转化。各种治疗措施皆离不开扶正与祛邪这两方面。

（1）扶正：就是使用扶助正气的药物或其他方法，增强体质，提高抗病能力，以达到战胜疾病、恢复健康的目的。这种“扶正以祛邪”的原则，适用于以正气虚为主的疾病，是“虚则补之”治则的运用。临床上根据不同的病情，可使用益气、养血、滋阴、壮阳等不同方法。

（2）祛邪：就是使用药物或其他疗法，以祛除疾病，达到邪去正复的目的。这种“祛邪以扶正”的原则适用于以邪气盛为主的疾病，是“实则泻之”治则的运用。临床上根据不同的病情，又发展有攻下、清解、消导等不同方法。

运用扶正祛邪这一原则，要认真细致地观察邪正消长的情况，根据正邪双方在疾病过程中所处的不同状态，分清主次、先后，灵活运用。单纯扶正仅适用于以正气虚为主者，单纯祛邪仅适用于以邪气盛为主者，先祛邪后扶正则适用于邪盛而正不甚虚者，先扶正后祛邪则适用于正虚而邪不甚者，扶正与祛邪并用则适用于正虚邪实者，即所谓“攻补兼施”。若虚多则应以扶正为主兼以祛邪，实多则以祛邪为主兼以扶正。总之，要以“扶正不留邪，祛邪不伤正”为原则。

4. 因时、因地、因人制宜

人体与自然界息息相关，疾病的发生、发展也深受其影响。人的年龄大小、体质强弱、情志变化、饮食起居等都与疾病的发生、发展有着密切的关系。因此，治疗疾病必须根据季节、地区以及人体各方面条件制定相应适宜的疗法。这就是因时、因地、因人制宜的治疗原则。

（1）因时制宜：指在不同季节治疗用药有所不同。例如夏季用药应避免过用温热药，严冬之时用药应避免过用寒凉药。酷暑炎热，腠理开泄，用温热药要防开泄太过，损伤气津；严冬凛冽，腠理致密，阳气内藏，用寒凉药要防止伤阳气。

（2）因地制宜：指根据不同地区的地理环境来考虑不同的治疗用药。例如，我国西北地高气寒，病多寒证，寒凉剂必须慎用，而温热剂则常用；东南地区地低气热，雨湿绵绵，病多湿热，温热剂必须慎用，清热剂、化湿剂乃为常用。

（3）因人制宜：指根据病人的年龄、性别、体质、生活习惯等不同而采用不同的用药方法。一般来说，成人药量宜大，儿童则宜小；形体魁梧者药量宜大，形体弱小者则宜小；素体阳虚者用药宜偏温，阳盛者用药宜偏凉；妇人有经、带、胎、产的特点，用药与男子则更有不同。

以上几个方面是密切联系而不可分割的，它既反映了人与自然界的统一整体关系，又反映了人的不同特性。把这些原则和方法有机地统一起来，才能有效地治疗疾病。

中医方剂的组成原则是什么？

中医方剂的组成不是单纯的药物堆积，而是有一定的原则和规律的。这个规律古人用“君、臣、佐、使”来概括和解释，说明方剂中药物配伍的主从关系。一个疗效确切的方剂，通常对病症的针对性强，方剂的选药组方严谨，方剂组成的意义明确，重点突出，配伍精当。现在按照“君、臣、佐、使”的含义给大家做介绍，以便大家知道中医治病处方的思路是怎样形成的。“君、臣、佐、使”实际上是指方剂中的君药、臣药、佐药和使药，也就是主药、辅药、佐药、使药。用古时候朝廷的官职来比喻中医方剂的组成药物，是为了便于大家理解方中药物所起的作用，让学习者一目了然。

（1）君药：是方剂中针对疾病病因或者主要症候，起主要治疗作用的药物。一般来说，这类药物的效力比较强，药量比较大。

（2）臣药：是方剂中能够协助和加强主药作用的药物，或者是针对兼病和兼证起主要治疗作用的药物。一般这类药物的功效和性能与君药相似，可以增强君药的作用，或者虽然与君药的功效和性能不尽相同，但能弥补君药的不足而扩大效用。药量通常比君药小但比其他药大。

（3）佐药：方剂中的佐药有三种含义。一是佐助药，就是配合君药、臣药以加强治疗作用，或是用以治疗次要兼证的药物。二是佐制药，用于消除或减弱君药、臣药毒性，或者能够制约君药、臣药峻烈之性的药物。三是反佐药，在病重、邪气较甚，以及拒药不受的情况下，配用与君药性味相反而在治疗中又起相成作用的药物，以防止药病格拒。现代反佐药的含义有所扩大，通指方剂中与君药的部分性能相反，在全方中有相成配伍效用的药物。佐药一般用量较小，在方剂中佐助药、佐制药使用较多，反佐药使用较少，一般根据病情治疗的需要和君、臣药物的性能而定。

（4）使药：有两种含义。一是引经药，指能引导方中药物直达病所的药物；二是调和药，指能调和方中诸药性能，协调诸药的相互作用或起到矫味作用的药物。使药通常药味较少，用量较小。

我们通过下面的例子来看看这个组方原则的具体运用。

病人恶寒发热、无汗而喘、头痛、脉浮紧（手腕部的脉搏轻触就能摸到并且有紧缩感）。中医对这个病的辨证是风寒表实证。表证的治疗用“八法”中的汗法，所以应该选用中医的经典方剂麻黄汤来治疗。方中的麻黄，性味辛温，能够发汗，解除风寒表邪，还可以治疗咳喘，是针对病因和主要症状的，所以为方剂中的君药；桂枝，辛甘温，温经解肌表的邪气，协助麻黄增强发汗解表的功能，为臣药；杏仁，甘苦温，协助麻黄宣肺平喘，以治疗兼证咳喘，为佐药；甘草，甘温，调和诸药为使药。方中的四味药物各有所长，但又配合严密，共同实现了辛温、发汗、解表，宣肺、止咳、平喘的作用。

这是很典型的例子，中医古代方剂的组成一般都是按照这个原则。当然，简单的方剂，除了主药外，其他成分不一定都具备。如芍药甘草汤，只有芍药和甘草两味药，所以只有君药和臣药；左金丸，只有君药黄连和佐药吴茱萸；独参汤，只有君药人参。复杂的方剂君药可有两味或两味以上，臣药、佐药、使药也可有两味或多味。

中医有名的补益基础方剂有哪些？

中医把凡以补益药物为主组成的，具有补养人体气、血、阴、阳不足作用，治疗各种虚证的方剂，统称为补益剂。这些方剂体现的治疗法则属于“八法”中的补法。

虚证是指人体的气、血、阴、阳等不足而产生的身体虚弱的病症。虚证的治疗，除了医生的作用，更多的是要靠病人和家属的配合。因为虚证的病程较长，治疗通常需要比较长的时间，所以学习一些补益方剂的常识，是非常必要和有用的。

虚证的形成原因虽然很多，但总不外乎先天禀赋不足或后天失于调养两个方面。尤其是后天失调和疾病的耗损是导致虚证产生的主要原因：饮食不节，可导致气血生化不足；劳倦过度，可导致气血营阴的耗伤；情志不畅，思虑太过，会暗耗阴血；病后失调，正气难复，体质虚弱等。所以虚证的治疗也重在纠正后天失调。虚证涉及的范围虽然很广，但主要分为气虚、血虚、气血两虚、阴虚、阳虚、阴阳两虚等类型。所以补益剂就分为补气、补血、补阴、补阳四大基础类，其他如气血双补、阴阳双补是在这四类的基础上发展出来的。这里着重介绍这四类最基础的代表方。

1. 补气剂——四君子汤

【组成】人参、白术、茯苓各 9 克，炙甘草 6 克。

【用法】共为细末，每次 15 克，水煎服。也可作丸剂，用量按原方比例酌定。

【功效】益气健脾。

【主治】脾胃气虚证。症见面色㿠白、语音低微、气短乏力、食少便溏、舌淡苔白、脉弱。

【方解】本方剂所治疗的病症由脾胃气虚，运化乏力，气血生化不足所导致。脾胃为后天之本，气血生化之源。脾胃虚弱，气血生化不足，所以面色㿠白、语声低微、气短乏力。脾失去正常的运化功能，胃受纳的功能低下，湿浊内生，所以饮食减少，大便稀溏。舌淡苔白、脉虚弱，都是中焦脾胃气虚的表现。因此治疗要补益中焦脾胃之气，恢复其运化受纳功能。方剂中人参甘温益气，健脾养胃，为君药；白术苦温，健脾燥湿，可加强益气助运化之力，为臣药；茯苓甘淡，健脾渗湿，为佐药，茯苓与白术配合使用，健脾祛湿的功效更显著；炙甘草甘温，益气和中，调和诸药，为使药。四味药配伍，就能起到益气健脾的作用。

【运用】本方是治疗脾胃气虚证的常用方剂，也是补气的基础方。临床以面色㿠白、食少、气短、四肢无力、舌淡苔白、脉弱为使用本方的要点。

现代临床上常常用于治疗西医诊断为慢性胃炎、胃及十二指肠溃疡等疾病，表现属于脾胃气虚证的病人。

2. 补血剂——四物汤

【组成】熟地黄、当归、白芍、川芎各 12 克。

【用法】水煎服，每天 2 次。

【功效】补血、活血、调经。

【主治】营血虚滞证。病人表现为心悸失眠、头晕目眩、面色无华、唇爪色淡，以及妇人月经不调、量少或经闭，脐腹作痛，舌淡，脉细弦或细涩。

【方解】本方剂所治疗的病症由营血亏虚，血行不畅所导致。营血亏虚与心、肝两脏关系最为密切。肝藏血，血虚则肝失所养，所以会出现头晕目眩；心主血藏神，血虚则心神失养，故心悸失眠；营血亏虚，则面部唇爪失于濡养，故面色无华、唇爪色淡；肝血不足，冲任虚损，血行不畅，故月经量少色淡，经期或者提前或者延后，严重的还会经闭，肚脐周围疼痛，脉细弦或细涩。所以治疗宜以补养营血为主，兼以活血调经。方剂中熟地黄甘温，养血滋阴，补肾填精，为君药；当归辛甘温，质润，补血、活血、调经，既帮助熟地黄补血又通行经隧脉道，为臣药；白芍养血柔肝止痛，川芎活血行气，调畅气血，同为佐药。四味药物配合，共同实现补血、活血的功效，血虚者可用之以补血，血瘀者还可以行血止痛，是一首既能补血又能活血调经的方剂。

【运用】本方是活血、补血的基础方，以心悸头晕、面色无华、舌淡、脉细为运用要点。

现代常用于治疗妇女月经不调、胎产疾病、慢性皮肤病(荨麻疹等)、骨伤科疾病以及过敏性紫癜、神经性头痛等属营血虚滞者。

3. 补阴剂——六味地黄丸

【组成】熟地黄 24 克，山萸肉、干山药各 12 克，泽泻、牡丹皮、茯苓各 9 克。

【用法】有成药，为丸剂，每次 6 克，每天 2 次，温开水送服。也可以将组成药物按上面剂量作汤剂水煎服。

【功效】滋阴补肾。

【主治】肾阴虚证。临床表现为腰膝酸软、头晕目眩、耳鸣耳聋、盗汗、遗精、消渴、骨蒸潮热、手脚心热、舌燥咽痛、牙齿动摇、脚跟作痛、小便淋漓，以及小儿囟门不合，舌红少苔，脉沉细数等。

【方解】本方所治疗的病症由肾之阴精不足、虚热内扰所导致。肾藏精，主骨生髓，腰为肾之府，齿为骨之余，脑为髓之海。肾阴不足则精亏髓少，所以腰膝酸软，牙齿动摇，头晕目眩；肾开窍于耳，肾阴不足，精不上承，所以耳鸣耳聋；肾藏精，为封藏之本，肾阴虚则相火内扰精室，所以遗精；阴虚生内热，严重者虚火上炎，所以骨蒸潮热，消渴，盗汗，舌红少苔，脉沉细数等。小儿囟门不合，也由肾虚生骨迟缓所导致。治宜以滋阴补肾，填精益髓为主，兼配清虚热、泻湿浊的药物。方中熟地黄味甘纯阴，主入肾经，滋阴补肾，填精益髓，为君药；山萸肉酸温，主入肝经，补养肝肾，并能涩精，干山药甘平，主入脾经，补益脾阴，兼能固精，共为臣药。三药肾、肝、脾三阴并补，称为“三补”，以补肾阴为主，兼有养肝补脾的功效。泽泻利湿泄浊，以防熟地黄的滋腻；牡丹皮清泄虚热，并制山萸肉的温涩；茯苓淡渗，既帮助干山药健运以充养后天之本，又与泽泻共同利湿泄浊。三药称为“三泻”，均为佐药。六味药物合用，共同实现滋阴补肾的功效。

【运用】本方是治疗肾阴虚的基础方，以腰膝酸软、头晕目眩、口燥咽干、舌红少苔、脉沉细数为运用要点。本方中熟地黄味厚滋腻，有碍脾运，脾虚食少泄泻者应当慎用。

现代常用于治疗西医诊断为慢性肾炎、高血压病、糖尿病、肺结核、肾结核、甲状腺功能亢进、中心性视网膜炎及无排卵性功能性子宫出血、更年期综合征、前列腺炎等属于肾阴不足者。

4. 补阳剂——肾气丸

【组成】干地黄 240 克，山药、山茱萸各 120 克，泽泻、茯苓、牡丹皮各 90 克，桂枝、附子各 30 克。

【用法】有成药，为丸剂，每次服用 6 克，每天服 2 次。也可作汤剂，水煎服，药物用量按比例酌减。

【功效】补肾助阳。

【主治】肾阳不足证。症见腰痛脚软，身半以下常有冷感，少腹拘急，小便不利，或小便反多，入夜更甚，阳痿早泄，舌淡而胖，尺脉沉细，以及痰饮、水肿、消渴等。

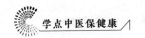

【方解】本方剂所治疗的病症由肾阳不足所致。腰为肾府，肾阳不足，不能温养下焦，所以腰痛脚软，身半以下常有冷感。肾阳不足，不能化气行水，水湿内停，所以小便不利，少腹拘急，甚至发为水肿、痰饮等多种水液失调病症。肾阳不足，水液失于蒸化，津不上承，则小便反多，入夜更甚，口渴不已。治宜补肾助阳，化气行水。方剂中附子大辛大热，温阳补火，桂枝辛热温通，温阳化气，二药合用，补肾阳，助气化，共为君药；重用干地黄滋阴补肾，山茱萸、山药补肝脾而益精血，共为臣药。君药和臣药相配伍，补肾填精，温肾助阳，且可使补阳药温而不燥，使补阴药滋而不腻。泽泻、茯苓利水、渗湿、泄浊，配桂枝温化寒饮；牡丹皮活血散瘀，配合桂枝可调理血分之瘀滞。三味药寓泻于补，既可祛邪，又防补阴药之滋腻，为佐药。八味药物合用，共同实现补肾助阳功效。

【运用】本方为补肾助阳的常用方剂，以腰痛脚软，小便不利或反多，舌淡而胖，脉虚弱而尺部沉细为辨证要点。对于咽干口燥、舌红少苔属肾阴不足、虚火上炎者，本方不宜使用。

现代常用于治疗西医诊断为慢性肾炎、糖尿病、醛固酮增多症、甲状腺功能低下、神经衰弱、肾上腺皮质功能减退、慢性支气管哮喘、更年期综合征等属于肾阳不足者。

补益剂药物多是味厚滋腻的药物，熬药时宜用文火，也就是小火久煎，空腹服用。补益的方剂虽有补益之功，但切不可滥用，如果药不对证不仅无效，反而有害。

怎样运用阴阳平衡的法则？

前面介绍了中医的基础理论，知道了阴阳五行之间的基本关系和其在中医药学中的运用。简单地说，就是我们要想保持身体健康，就要注意“平衡”两个字。生活中处处都有矛盾，身体中也处处有矛盾。有一个基本的原则就是只要阴阳是相对平衡的，那么就是正常的，对人、对事、对天、对地都是这个理，因为阴阳无处不在。如果我们身体的阴阳不平衡了，我们就要想办法调整到相对平衡的状态，这就是中医医生的工作。通常医生大多都选择用药物去平衡，真正使用药物来调整阴阳需要很专业的知识和技能，要通过专业培养和实际临床经验的不断积累才能做好。除了药物，还有很多非药物的方法可以采用。对于一般人来说，笔者更主张多了解和掌握一些非药物方法，这样既安全，又实用，还更容易操作。只要我们懂得了平衡阴阳的法则，能够因地制宜、自如应用，就能够实现阴阳相对平衡。

生活中的衣、食、住、行几个方面都包含着阴阳平衡的学问。吃、喝、拉、撒、睡都是观察阴阳表现和调整阴阳的着眼点。例如穿衣服的目的，一是美观好看，二是调整身体的冷暖。天冷了，气温变低，是阴气盛的表现。阴气太盛会伤人的阳气。如果天气太冷，你又不加衣服，那么对一般人来说肯定是会生病的，因为阴阳不平衡了。所以天冷了就要加衣服保暖，保护阳气去对抗和平衡阴气，达到不觉得冷的状态，就是相对平衡了，人就不会生病。仔细想想，是不是既简单又实用？再说说吃东西。吃东西一是满足了嘴巴，享受美味佳肴；二是给身体供给营养，维持生命。这里面也有阴阳平衡的问题。现在生活水平提高了，好多人在吃的方面就不注意怎么吃才能让身体健康的问题了，就只顾满足所谓的享受了，觉得什么好吃就一个劲儿地吃。比如火锅，火锅的汤料主要用了辣椒、花椒、干姜或者生姜等来调味，所以才又麻又辣，而这些汤料既是调味品，又是常用的中药，都是温热性质的药。既然是温热性质，那么就应该是阳性的药，是助阳的，增加阳气的，阳太盛阴就会受伤。所以吃火锅太多、太频繁就会出现口干舌燥、大便燥结、脸上发痘痘、心烦、精力不集中等阳热过剩的表现。这样阴阳显然不平衡了，那么怎么去调整达到平衡呢？第一就是停止吃火锅，第二就是吃清淡的食物。火热如果太重，就要吃一些具有寒凉性质的食品或者药物去消除火热，如口干渴太厉害，就特别想喝凉开水或者冰水，用具有阴寒性质的凉开水或者冰水去对抗和消除阳热的口干渴症状，不渴了，就是达到了阴阳相对平衡的状态。类似的例子还有很多，如果我们明白了阴阳五行的道理，知道了阴阳相对平衡的运用法则，我们就知道怎么去运用一切可以运用的条件去调整阴阳，保持身体和心灵阴阳的相对平衡。做到了这一点，健康就应该有了基本的保障。

饮食的阴阳平衡要注意什么？

下面跟大家说说饮食的阴阳平衡问题。每个人都离不开饮食。前面给大家介绍了关于药物的“四气”和“五味”的作用以及相互关系，让大家了解了中药是怎么发挥治疗作用的。现在给大家介绍一些粮食、肉类、蔬菜、瓜果等的“四气”“五味”。如果知道了哪些食物是属于寒凉性质的，哪些食物是属于温热性质的，哪些食物是平性的，我们就可以自如地在日常生活中按我们的需要去选择，搭配食用。

大家也许听说过食疗。食疗又称食治，就是利用食物来影响机体各方面的功能，从而获得健康或者治疗疾病、预防疾病的一种方法。通常认为，食物是为人体提供生长发育和健康生存所需要的各种营养素的可食性物质。也就是说，食物最主要的作用是营养。其实其作用远远不止这个，中医很早就认识到食物不仅能提供营养，而且还能治疗疾病。近代中医张锡纯在《医学衷中参西录》中说食物“病人服之，不但疗病，并可充饥；不但充饥，更可适口，用之对症，病自渐愈，即不对症，亦无他患”。可见，食物本身就具有“养生”和“治疗”两方面的作用。而中医则更重视食物在“养生”和“治疗”方面的特性。食疗是中国人的传统习惯，通过饮食可达到调理身体、强壮体魄的目的。

另外，饮食还要做到不要食用过多，我国古代对饮食过多给人带来的损害十分注意。《黄帝内经》说，饮食“勿使过之，伤其正也”。首先是“饮食自倍，肠胃乃伤”，再则可引起某些疾病。对于饮食营养过于丰富造成的严重后果，《寿世保元》指出：“恣口腹之欲，极滋味之美，穷饮食之乐，虽肌体充腴，容色悦泽，而酷烈之气内蚀脏腑，精神虚矣！”

如何做到饮食有节?《饮膳正要》说得好：“善养性者，先饥而食，食勿令饱；先渴而饮，饮勿令过。食欲数而少，不欲顿而多。”这个方法至今也是十分可行的。

下面就给大家介绍一些常用食物的温、热、寒、凉、平属性。因为温和热、寒和凉性质相同，只是程度不同，所以笔者根据《中药大辞典》对这些食物按性味归经归类，把它们简单化，合并为温热、寒凉和平性三大类进行罗列，以便于大家根据自己身体的实际情况酌情选择，以调整阴阳，达到相对平衡。

温热性质的食物：糯米、小麦面、羊肉、狗肉、鹿肉、鸡肉、鳝鱼、虾、生姜、干姜、大蒜、辣椒、花椒、胡椒、酒、醋、豆油、茴香、胡荽、韭菜、南瓜、芥菜、刀豆、葱叶、葱白、核桃仁、杏子、桃子、金橘、樱桃、乌梅、杨梅、甜石榴、槟榔、椰子汁、木瓜、板栗、山楂、荔枝、龙眼、大枣等。

寒凉性质的食物：小米、大麦、小麦、荞麦、田鸡、鸭蛋、马肉、兔肉、螃蟹、牡蛎、田螺、食盐、酱、萝卜、黄瓜、丝瓜、蘑菇、冬瓜、苦瓜、西红柿、茄子、菠菜、空心菜、芹菜、绿豆芽、藕、枇杷、甘蔗、淡竹笋、苋菜、豆腐、莴笋、绿豆、茶叶、西瓜、梨子、猕猴桃、橙子、橘子、柑子、柚子、甜瓜等。

平性食物：大米、玉米、豌豆、黄大豆、黑大豆、红小豆、落花生、蚕豆、扁豆、猪肉、牛肉、驴肉、鹅肉、鸭肉、鸡蛋、鲳鱼、鲤鱼、青鱼、鳖肉、鲫鱼、龟肉、牛奶、酪、白砂糖、蜂蜜、胡萝卜、黄豆芽、百合、木耳、甘薯、莲花白、白菜、豇豆、芋子、白梅、白果、无花果、李子、橄榄、葡萄等。

寒凉性质的食物可以起到清热去火、润肺、润肠等润燥的功效，适用于热性体质及热性症状见有津液损伤者食用。温热性质的食物可以祛寒补虚，消除寒证，适合寒性体质、寒性症状者食用。平性食物没有大的偏性，便于搭配，易于消化，适合于任何体质的人，可以长期食用。中医治病的大原则是寒者热之、热者寒之、实者泻之、虚者补之。最终的目的就是调整好阴阳。寒凉属阴，温热属阳，平常我们在选用食物的时候就要根据自己和家人的体质状况，或者根据身体不舒适的原因来有针对性地选择食物，平衡阴阳。总之，首先记住什么都可以吃，但什么都别多吃；其次要注意用食物的或阴或阳的偏性去调整身体的阴阳偏差，使之达到新的相对的阴阳平衡。

简单方便的“自我全身保健按摩”方法有哪些？

推拿又称按摩，是以中医的脏腑、经络学说为理论基础，用手法作用于人体体表的特定部位以调节机体生理、病理状况，达到理疗目的的方法。从性质上来说，它是一种物理治疗方法。有人称按摩为“元老医术”。现在，世界上很多国家都有人重视我国这一传统疗法，美国、英国、意大利、法国、德国、朝鲜、日本、菲律宾、新加坡、泰国、马来西亚、印度、瑞典、西班牙、越南、阿根廷等国都有人来我国学习。还有一些则聘请我国专家出国开办学习班。这说明中国用推拿治疗疾病已受到世界各国的关注。

推拿可分为保健推拿、运动推拿和医疗推拿。推拿是中国古老的医治伤病的方法，是目前中医学的一个重要组成部分。推拿是医生用双手在病人身体上施加不同的力量、技巧和功力刺激某些特定的部位来恢复或改善人体生机，促使病人康复的一种方法。它是“以人疗人”的方法，属于现在所崇尚的自然疗法的一种。由于它的方法简便，无不良反应，治疗效果良好，所以几千年来在我国不断地得到发展、充实和提高。推拿的作用一是可以疏通经络。《黄帝内经》里说：“经络不通；病生于不仁，治之以按摩。”二是可以调和气血。明代养生家罗洪在《万寿仙书》里说：“按摩法能疏通毛窍，能运旋荣卫。”这里的运旋荣卫就是调和气血之意。因为推拿就是以柔软、轻和之力，循经络、按穴位，施术于人体，通过经络的传导来调节全身，借以调和营卫气血，增强机体健康。

也正是由于推拿能够疏通经络，使气血周流，保持机体的阴阳平衡，所以推拿后可感到肌肉放松、关节灵活，使人精神振奋、消除疲劳，对保证身体健康有重要作用。推拿的主要特点是经济简便，因为它不需要特殊医疗设备，也不受时间、地点、气候条件的限制，随时随地都可实行；且平稳可靠，易学易用，无任何不良反应。正是由于这些优点，推拿成了深受广大群众喜爱的养生健身措施。对正常人来说，能增强人体的自然抗病能力，取得保健效果；对病人来说，既可使局部症状消退，又可加速恢复患部的功能，从而收到良好的治疗效果。

这里给大家介绍一套笔者自己总结出来的简便易行的“自我全身保健按摩”方法，如果坚持学习和实践，一定会收到良好的保健效果。这套按摩方法的优点：①自己给自己做全身保健按摩，不需要求助别人，非常方便；②基本上把全身各处都按摩了一个遍，你可以不用知道你到底按摩了哪些经络和穴位，但是你要是认真做了，就对全身绝大部分经络和穴位都进行了按摩，就能起到舒筋活血的作用；③循着十二正经的走向和交接规律，有利于气血的正常运行，强身健体；④自己掌握自己的手法和力度，感知准确而不会给自己造成损伤。具体的方法如下：

（1）剪去手脚的长指甲，保持手脚指甲光滑和不超出手脚指头的指腹的长度，以免在做按摩的时候刮伤皮肤，也便于用力和运用手法。

（2）选择晚上睡觉前或者早上起床前，在床上做自我全身保健按摩。采用仰卧位，让自己平躺在床上，最好裸露全身，以便按摩。

（3）先用左右手掌交替做腹部按摩。手掌自然张开，掌心平对肚脐，以此为中心进行顺时针和反时针揉摸，也就是向右和向左转圈，各36下。熟练以后可以增加到200下，以自觉舒适、快活为度。开始手会觉得因为用力而发酸，如果出现这种情况，可以用另一只手握着按摩手的手腕，以助力。

（4）右手成爪状，五个手指头的指腹接触皮肤，从左边腹部开始向上推至左边胸部，至左边腋窝处，上手臂内侧，至左手掌，分别对应左手的五个指头，推到指腹。然后用右手的拇指和食指分别捏左手的每一根指头。所按摩的部位是手的三条阴经，就是手太阴肺经、手少阴心经和手厥阴心包经的循行部位。

（5）捏完左手的五个手指头后，用右手五个手指头的指腹对应左手的五根手指，从指甲处往上经左手背往上，经手臂外侧到左肩部，到左侧颈部，到左边耳朵处，交换用左手拇指和食指捏左耳耳垂、耳廓至整个耳朵；然后用左手掌心压住左耳搓揉六下，改用左手五个指头指腹，放在左耳的四周，进行转圈按压推移，慢慢地移向整个左边头部做按摩，完成对左边头部的全部位置的按摩。这部分所按摩的是手的三条阳经，即手阳明大肠经、手太阳小肠经、手少阳三焦经的循行部位。

（6）用左手的手掌覆盖在左边的整个脸部，着力在掌根部，慢慢往上推至左边额部，左手掌推改成用五指指腹，从左边额部经头顶，下左边项部，从左边项部至左肩处，改用右手五个指头的指腹，从左手按摩处接着按至左侧胸部，改用左手按至左侧腹部直到左侧阴部为止；用左手五指的指腹，从左侧腋窝推向下至左侧髋部、大腿前面至左膝盖部，向下经小腿前面至左脚背到脚趾；用左手五指的指腹，从左侧腋窝推向下至左侧腰部，从左侧腰部向下至臀部，也就是屁股部位，用左手掌大把地捏几下左边臀部，继续张开左手五指向下推向左边大腿外侧，经膝关节外侧、小腿外侧至踝关节外侧到脚背；用左手五指的指腹，从左侧背部推向下至左侧腰部、至臀部、至大腿后面到左侧膝关节腘窝处、小腿后面、左脚后跟处，再从脚面到五个脚趾趾甲处，改用右手拇指和食指捏左脚的五个趾头。这部分是完成了对足三条阳经，即足太阳膀胱经、足少阳胆经、足阳明胃经的循行部位的按摩。

（7）用右手五个指头的指腹移动着按压左脚脚掌，然后用五个指头从脚掌心往上，经过左脚内踝关节处、左小腿内侧、膝关节内侧、左大腿内侧到会阴部，绕会阴部一周到左边腹部按摩。这部分完成了对足三条阴经，即足太阴脾经、足少阴肾经、足厥阴肝经的循行部位的按摩。

至此，身体的左侧就按摩完毕，再用同样的方法按摩右边身体，因为身体的左右两边的经络和穴位分布是相同的。

（8）把左手和右手的五根指头弯曲，各自排成一条线，从肚脐下面开始，左手在左边，右手在右边，夹肚脐往上拖压至胸，至喉，至下巴，改用左手和右手的食指分别绕嘴角至人中，绕左右鼻翼边沿鼻梁左右推至眼睛内侧角，各自绕左右眼眶推一周，至两眉间；两手除拇指，其他八根指头交叉排列成一条直线，从两眉间开始，经头顶，到项部按压；至背部，改用右手指头压推脊柱胸段；改用左手指，按压脊柱腰段，直到尾骨；用右手或左手中指，点压会阴部前阴和后阴之间的位置，然后朝上至肚脐下。这样一周完成了对前面的冲脉、任脉和后面背部的督脉的按摩。这三条经脉的穴位很多，也很密集。

(9) 用左手和右手的中指、拇指，做成环状，沿皮带位置一圈，进行捏和推，完成对带脉的按摩。这对女性尤其重要。

(10) 做完全部按摩后，静静地平躺着，全身放松，处于非常舒适的状态。然后缓缓地做深呼吸，用鼻子慢慢地吸气，感到吸进来的气一直达到腹部，肚子变得鼓胀起来，觉得实在不能再吸进来气了，就用嘴慢慢地往外呼气，腹部慢慢地变得平坦，凹下去，实在呼不出气了，就又开始吸气。如此循环往复。当然开始也可以不要吸气和呼气都做到那么长，自然缓慢呼吸就行，慢慢锻炼。深呼吸锻炼对身体健康是非常有用的。

到此，就按照人体十二条正经的循行和交接规律，完成了其全部循行部位和在这些经络上的绝大部分穴位的按摩，也做了奇经八脉中的冲脉、任脉和督脉、带脉的循行部位和穴位的按摩。可以说这样做完以后，实际上是完成了全身各部位的按摩，还做了深呼吸。做完以后，全身舒畅。如果是晚上，可以顺利入睡；如果是早上，则为新一天的工作做好了身体和精力的准备。大家不妨亲身实践，一定会在保健强身、增强抗病能力方面获益匪浅。

自我按摩最常用的穴位有哪些？

在懂得了中医基础知识，包括经络的基本作用后，笔者建议大家记住中医针灸最常用的几个穴位，以便大家在日常生活中遇到有相适应病症时自我按摩。古代针灸医家在临床实践中总结出来足三里、委中、列缺、合谷四个常用的有效穴位，并把这四个穴位叫四总穴。有歌诀说：“肚腹三里留，腰背委中求，头项寻列缺，面口合谷收。”用通俗的话来解释就是：肚子疼痛，选用穴位足三里来治疗；腰、背疼痛，选用穴位委中来治疗；头、颈疼痛，选用穴位列缺来治疗；面部、牙齿疼痛，选用穴位合谷来治疗。通常是用针刺或者灸法来刺激穴位进行治疗，如果不想去医院进行针灸治疗，自己又不会针灸，那么通过自我按摩这些穴位，也可以达到同样的治疗效果。

（1）足三里：在外膝眼下 3 寸，胫骨前嵴外侧一横指处。足三里具有健脾和胃、扶正培元、疏风化湿、通经活络、益气健脑等作用，适用于肠胃功能低下、久病体弱、胃痛腹痛、消化不良、便秘腹泻、呕吐、肠鸣、高血压、失眠、半身不遂等病症。该穴位为养生长寿、抗衰老的穴位，对美容、减肥亦有一定作用。

（2）委中：腘窝横纹正中线处，具有舒筋活络、祛风除湿、凉血泄热、强健腰膝等作用，适用于腰背疼痛、屈伸不利、项强、腰肌劳损、下肢瘫痪、半身不遂、膝关节炎、小便不利等病症。

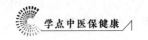

(3) 列缺：人体的手腕内侧（大拇指侧，腕横纹上1.5寸）能感觉到脉搏之处。指压该穴，可以促使手动脉血液流动。针刺列缺，不仅善疗偏头痛，而且能疏通颈项部经络气血，可迅速解除颈部不适症状。

(4) 合谷：拇、食指掌骨之中点，稍偏向食指侧，具有疏风解表、通经活络、镇静安神、通利五官的作用。该穴位适用于头昏脑涨、口眼㖞斜、咽喉肿痛、头痛、牙痛、耳鸣、发热、神经衰弱、手臂疼痛等病症，并可防治感冒。

四总穴歌最早见于明朝的《针灸大成》，后来有人又在四总穴的基础上加上两句“酸痛取阿是，胸胁内关谋”，这样一来就更加完善了。一般情况下，懂得这几个常用穴位就可以对付很多病症了。这个“阿是”就是阿是穴，“阿”字是按压时因为“痛”而发出的声音。因按压痛处时，病人常会“啊”的一声，以之呼痛，然后医生就会问是这里痛吗？病人立刻就回答说“是是是”，故名“阿是”。其理论依据来源于《黄帝内经》中的“以痛为输”。这个是以全身皆穴为原则，根据就近取穴或者平衡取穴的方针，对四肢的病症应用得最为广泛。至于“胸胁内关谋”，就是说胸、胁部位的疼痛就用刺激内关的办法来治疗。内关的简便取穴法：将一只手3个手指头并拢，把3个手指头中的无名指放在另一只手手腕横纹上，这时3个手指头并拢的手的食指和另一只手手腕交叉点的中点就是内关。为说明确切位置，可以攥一下拳头，攥完拳头之后，在内关处有两根筋，实际上内关就在两根筋的位置。“内”是内藏的意思；“关”是关要、关口的意思，指的是出入的要地。内关是手厥阴心胞经上的一个要穴。

走路是最简单有效的运动养生方法吗？

运动养生就是通过运动来达到保健养生的目的。中医认为运动可以舒经活络，促进气血的正常运行，让精、气、神的作用得到充分正常的发挥，让人的身体和心灵处于正常和谐的状态，从而获得保健养生的效果。运动健身的项目很多，人们可以根据自己的经济条件、时间和居住环境等选择适合自己的项目。不过大家要注意的是，中医强调动静结合、动静适宜。在阴阳学说里，动属于阳，静属于阴，我们说动静适宜，实际上是要求达到动和静的平衡，从而获得精神和身体各个方面的平衡，即阴阳平衡。因此，不可为了运动而运动，不可运动量太过，也不能运动量不够。意思就是说，如果你选择了一项运动，要十分清楚你选择这项运动的目的是通过运动强生健体，而不是要达到专业运动员的技术水平。我们都知道专业运动员要想获得优异的比赛成绩，需要非常刻苦地训练，通常都是超负荷地练习某一动作或者技术，这样的训练是不适合保健养生的。

笔者想向大家推荐的运动健身项目是走路。走路是最简单、最容易做的保健养生运动项目。走路健身又健脑。中医认为，双脚是人体的健康之根。走路刺激脚底穴位，能舒筋通络、活血顺气、强身健体。不管你是富有还是贫穷，都是可以走路的。而且只要有路就可以走，不受运动场地和时间的限制，只要你有时间，只要你想运动，你就可以走。只要你想健康，坚持适当走路，你就可以保持健康，达到强身健体的目的。关于走路健身，有人研究得很仔细，比如怎么走，什么时候走，走多长时间，每分钟走多少步，穿什么鞋，穿什么衣服，走路能治疗什么病，能预防什么病，身体会有哪些生理变化，每分钟心跳要达到多少次等，应有尽有，非常详尽。笔者个人觉得有条件去做这些研究或者接受这些研究成果用于自己的实践，当然没有什么不好，但作为老百姓，未必能做得到那么仔细，也确实没有必要去记那些数据和条条框框，只要走得舒服、走得开心、走得自然就可以了，就能达到锻炼的目的。当然，要走得舒服、走得开心、走得自然，还是要做一些简单的准备。比如如果要穿鞋，那么应该穿一双合脚的鞋，哪怕是草鞋，也要合脚才能走着舒服；穿衣服自然要宽松合身；要选择走什么地方，一般来说，肯定应该选择空气好、环境优美、人口不密集的地方，才会心情舒畅，才能自然随意地走，想快就快、想慢就慢，如果我们到灰尘满天、垃圾满地的地方去走，不但达不到锻炼身体的目的，反而会破坏情绪、损害身体；如果有条件，带上一瓶水也是必要的，如果出汗太多，可以补充一点水；如果能结伴而行、有说有笑，情绪会更好一些。时间最好选择在每天太阳升起以后，下午3点也是最佳的锻炼时间。当然，如果会打太极拳，走到风景秀丽、空气清新的地方停留下来打一套太极拳，也未尝不可。太极拳的健身效果也是很好的，如果能够学会太极拳，也是一件好事。总之，关于走路健身，获得健康身体并且长寿的例子是很多的，只要坚持不懈，就一定可以强健体魄、愉悦心情。

中医的房事养生保健原则是什么？

房事就是性行为，是人类的生理本能，是人类生活中的普遍行为，是人的正常生活需要。《孟子·告子上》说："食、色，性也。"他所说的食，指每天所必需的饮食；色，指的是性事活动。连一向重视礼义道德的儒家，亦认为性事活动是一个人的本能，并以之与饮食并举，可见它不是一个可以置之不理、弃而不顾的问题。性与饮食一样，是人类的自然本性，性生活对人体健康有着十分重要的意义。正常、和谐、健康的性生活，能使人精力充沛，延年益寿，否则不仅不能充分享受性生活，还会造成许多问题和疾病，有损健康，甚至折寿。实际上，房事问题虽然事关健康和寿命，但也不是像有的人说得那么神秘不可知，只要在以下这些方面加以注意就可以保持健康。

1. 提倡适龄婚配，调控房事次数

古人认为性成熟并不是最佳的婚配年龄，只有当男女阴阳之气完实，才适合婚配。《褚氏遗书》就明确提出："合家男女必当其年。男虽十六而精通，必三十而娶；女虽十四而天癸至，必二十而嫁。皆欲阴阳完实。"

古人不但对婚配年龄有所规定，而且对婚后的房事次数也有所限定。晋代张湛的《养生要集》根据自然界阴阳消长规律，制定了一种四季房室次数表："春天三日一施精，夏及秋当一月再（两次）施精，冬当闭精勿施。夫天道冬藏其阳，人能法之，故得长生。冬施一当春百。"元代著名养生家王珪的《泰定养生文化主论》则在前人的基础上，进一步提出："年二十者，必不得已则四日一施泄。三十者八日一施泄。四十者十六日一施泄，其人弱者，更宜慎之……人年五十者，精力将衰，大法大二十日一次施泄。六十者，当闭固无泄也；不能持者，一月一次施泄也。"

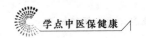

我国古代许多养生家虽然认为节欲保精有利于健康长寿，但这并不意味着他们对性生活完全加以排斥。古代不少养生家已经敏锐地认识到男女交媾符合自然之道，既不可纵欲淫乐，也不得强窒性欲，用葛洪《抱朴子·内篇》的话来说，就是"唯有得其节宣之和，可以不损"。中国养生学之所以一再强调节欲保精，一方面固然与中国养生文化注重道德修养的特征有关，但更重要的原因则在于肾精在古代人体科学中占有特殊重要的地位。传统医学家和养生家都一致认为肾精充足与否，将直接影响人的健康与长寿，而保养肾精的最好方法就是节制性欲。节欲保精有利于自身的健康长寿，而且被视为优生繁衍的重要条件。孙思邈就曾经提出："求子之法，男子贵在清心寡欲以养其精，女子应平心定志以养其血。"

2. 知道优质性生活的保障条件

"房中术"是我国古代养生家研究性生活与健康长寿之间关系的一门特殊学问，兴起于战国时期，迄今为止，内容丰富，名目繁多。其中，医家赞同较多的是“七损八益”法。1973年在长沙马王堆古墓内出土的西汉医学帛书竹简中找到了一篇《天下至道谈》，其中有“七损八益”的具体介绍。所谓“七损”，是指运用不正确的方法进行性交对身体所造成的七种损害；而“八益”，则是指性生活的八种正确方法。人们在性生活中倘若能够做到“善用八益去七损”，那么就可以实现“耳目聪明，身体轻利，阴气益强，延年益寿”的养生目的。

具体来说，“七损”包括：“一曰闭，二曰泄，三曰渴（竭），四曰怫，五曰烦，六曰绝，七曰费。”“八益”包括：“一曰治气，二曰致沫，三曰智（知）时，四曰畜（蓄）气，五曰和沫，六曰积气，七曰寺（持）羸，八曰定顷。”关于这个笔者不多做阐释，因为除了“七损八益”法，《养生方》中提出的性生活必须遵循的“十修”守则，也很有借鉴意义。所谓“十修”，实际上包括这样十条原则：一是要求做到保养肾精；二是要求男女双方均有交合的意愿；三是性生活要有一定的节度；四是性生活必须避免过劳、过频而损伤元气；五是要求双方掌握好兴奋的恰当时机；六是要求双方在性交前互通情曲，爱抚相感；七是要求交合动作宜从容徐缓；八是要求保持旺盛精力，以免勃起无力；九是要求男女两精互养，同求长生健乐；十是要求性交结束后宜静息以养神全形。不难看出，《养生方》中提及的“十修”，实际上与“七损八益”的精神是大体吻合的。它们基本上反映了我国古代“房中术”的内在实质，现在仍然有借鉴意义。

3. 知道房事的一些主要禁忌

房事禁忌是房事调谐养生法的重要内容之一，要注意以下这些主要内容：①酒醉过饱禁忌入房；②妇女“三期”禁忌入房（即妇女在月经期应绝对禁止性交；妇女在怀孕后的头三个月和分娩前的一个月应禁止性交，以免造成流产和早产；妇女分娩后体质虚弱禁止性交，需要安静调理补养，如果过早性交不但会耗伤精血，而且会带来多种疾病）；③情绪不畅禁忌入房；④ 身体劳倦禁忌入房；⑤气候异常禁忌入房。因为人与大自然密切相关，气候异常会打破人体的阴阳平衡，并造成男女双方的情绪波动。在此情况下，如果进行性生活就有可能危害健康。

4. 不禁欲也不纵欲

禁欲有损健康。性生活是人类生活中的重要组成部分，是人们身心健康、延年益寿、夫妻恩爱、家庭幸福所不可缺少的，是生理和心理的需要。因此，只要是正常人，都有对性的渴望。有的人误以为为了健康就要禁欲，因此强制性地停止房事，这种禁欲思想对夫妻双方有害无益。

中国医学对禁欲不利于身心健康早有论述。古代的养生书《三元延寿参赞书·欲不可绝篇》说：“黄帝曰：一阴一阳之谓道，偏阴偏阳之谓疾。又曰：两者不知，若春无秋，若冬无夏，因而和之，是谓圣度。圣人不绝和合之道，但贵于闭密以守天真也。”意思是说，阴阳的对立统一是自然界的普遍规律，在一般情况下，阴阳是平衡的，人体也必须维持平衡才能保证健康。如果出现阴阳偏盛偏衰，就会生病。

适度的性生活，正是调和阴阳的手段。人的肾精受到后天水谷的滋养而不断形成。当肾精充足上济心火时，则会“欲火中烧”而产生性要求。因此，房事既不可缺少，也不能过频，若能适当，则有益于健康。

中医学还认为，长期禁欲可致“经血瘀阻、宗筋失养”，从而可“萎弱不用”。这说明长期禁欲将会使人永远丧失性功能。因为禁欲破坏了阴阳平衡，压抑了人的本能，人体聚集的性欲得不到释放，反而会给人的精神和肉体带来危害。因为驱动性欲的性张力是一种生物能量，服从于能量守恒规律，只可转换，不可消失。正常适度的性生活能使性欲得以满足，使性张力得以释放。当性欲长期得不到发泄时，会产生性紧张。性紧张对男性的影响比女性大，可表现出烦躁不安、情绪不佳、失眠多梦、注意力不集中等。这种情况若不通过性交或手淫使之排精，则性紧张引起的现象不会消除。

手淫，古代医学上称为“外淫”“强泄”等。《玉房秘诀》描述男子手淫：“常欲手撮持，须臾乃欲出。”指用手撮持阴茎，以达到射精和获得性快感的目的。《医心方》也对女性手淫进行了记述：“或以粉纳阴中，或以象引为男茎而用之。”说用粉末状药物置于阴道中以获得性兴奋，或用形状像男子阴茎的模型纳于阴道，以获得快感。古人并不绝对把男、女手淫当成不正常现象，而是作为一种性交的补充手段。有时候，手淫是减少性紧张的唯一自然和安全的方式。虽然手淫对身体没有损害，但并不鼓励手淫。要自我控制和自我约束，如果恣意手淫，就会影响工作、学习，损伤身体。中医认为恣意手淫“皆贼年命，早老速死”。性生活要消耗很大体力，有人估计一次性生活相当于中速爬上五层楼，性高潮时心率可增加到 140～180 次/分钟，收缩压升高 30～80 毫米汞柱。《卫生必读歌》中说：“年少精强力壮时，岂可孤独身宿，但要节制惜精神，不宜肆纵无断续。”

所以，笔者要强调的仍然是度，是不要过分，要阴阳平衡。

家庭常用中成药有哪些？

中成药是用中药材加工制成的不同形态及规格的药品。其优点是服用方便，用药量小，价格相对便宜，购买方便。家里常备一点中成药可备需要时用。但是严格地说，中成药的运用也应该是在对病症进行辨证的前提下，分清楚了疾病的寒、热、虚、实，至少弄清楚了是阴证还是阳证以后才能有针对性地使用。所以，使用前要好好读说明书，结合自己掌握的中医学知识，弄清病情后再使用。另外，还必须看清楚药物的有效期，不要吃过期的药。应该说可以自己吃药解决的都是常见的轻微病，是小病而不是大病。如果对自己的病情和药物的作用没有把握的话，那么笔者主张去医院求助医生。这里给大家推荐一些常用药物，以备选用（遵医嘱）。

1. 小儿常用中成药

小儿生病时易发热、咳嗽、停食停乳、呕吐、腹泻、便秘、睡卧不宁等，可根据小儿身体情况备以下几种药品。

（1）小儿金丹片：发表解肌、退热、安神、抗惊厥、祛痰止咳，多用于风热感冒、痰火内盛、发热头痛、咳嗽气喘、咽喉肿痛、呕吐、高热惊风等。

（2）保和丸：消食、导滞、和胃，多用于食积停滞、脘腹胀满、嗳腐吞酸、不欲饮食等。

（3）儿童清肺口服液：清肺降气、化痰止咳、解表退热，用于治疗小儿肺经痰热引起的面赤身热、咳嗽气促、痰多黏稠、咽痛声嘶等。

（4）小儿热速清口服液：清热解毒、泻火利咽，为小儿感冒类非处方药，多用于小儿外感发热、头痛、咽喉肿痛、鼻塞流涕、咳嗽、大便干结等。

（5）金银花露：清热解毒，多用于小儿痱毒、暑热口渴、疮疖、暑湿等症。

（6）小儿消食片：消食化滞、健脾和胃，多用于治疗脾胃不和、消化不良之食欲不振、便秘、食滞、疳积等症。

2. 妇科常用中成药

（1）妇女痛经丸：有活血、调经、止痛的作用，用于治疗气血滞凝、小腹胀痛、经期腹痛、闭经、产后瘀血腹痛等症。

（2）逍遥丸：疏肝健脾、养血调经，多用于肝气不舒之胸胁胀痛、头晕目眩、食欲减退、月经不调等症。

（3）安坤赞育丸：补气养血、调经止带，多用于气血两亏、肝肾不足之形瘦虚羸、神倦体疲、面黄水肿、心悸失眠、腰酸腿软、午后低热、骨蒸潮热、月经不调、崩漏带下、产后虚弱等症。

（4）乌鸡白凤丸：益气养血、调经止带，主治经血不调、崩漏血带、腰腿酸痛。

（5）妇炎净：清热祛湿、调经止带，多用于湿热蕴结所致的带下病、月经不调、痛经。

（6）妇科千金片：补血、补气、消炎、祛湿、强腰通络，多用于带下病、湿热下注、气血不足等病症。

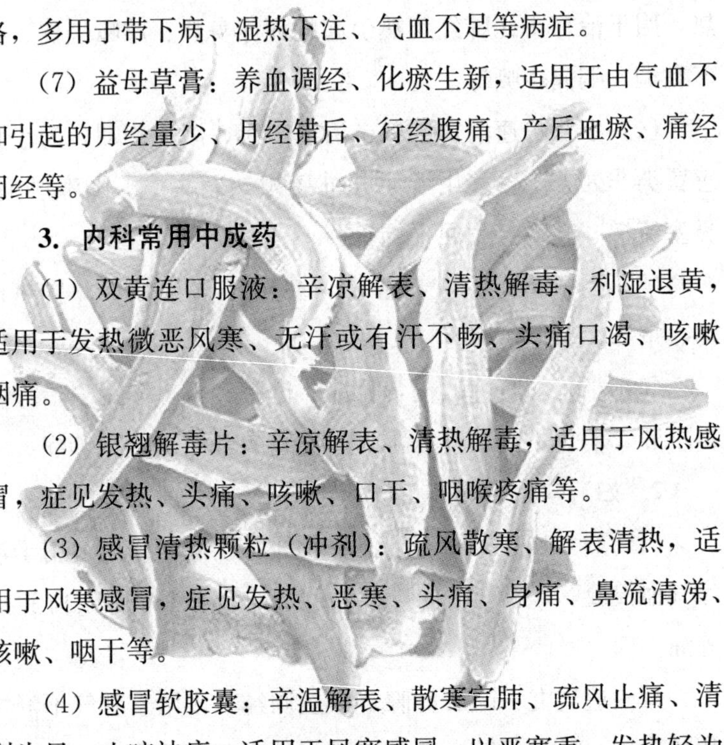

（7）益母草膏：养血调经、化瘀生新，适用于由气血不和引起的月经量少、月经错后、行经腹痛、产后血瘀、痛经闭经等。

3. 内科常用中成药

（1）双黄连口服液：辛凉解表、清热解毒、利湿退黄，适用于发热微恶风寒、无汗或有汗不畅、头痛口渴、咳嗽咽痛。

（2）银翘解毒片：辛凉解表、清热解毒，适用于风热感冒，症见发热、头痛、咳嗽、口干、咽喉疼痛等。

（3）感冒清热颗粒（冲剂）：疏风散寒、解表清热，适用于风寒感冒，症见发热、恶寒、头痛、身痛、鼻流清涕、咳嗽、咽干等。

（4）感冒软胶囊：辛温解表、散寒宣肺、疏风止痛、清利头目、止咳祛痰，适用于风寒感冒，以恶寒重、发热轻为特点，主要表现为头痛、身痛、无汗，或伴有咳嗽、流清涕等症。

（5）蜜炼川贝枇杷膏：清热润肺、止咳平喘、理气化痰，适用于风热型、肺燥型、痰热型咳嗽，其表现以痰多、咽喉痛痒，或干咳频频、口干声嘶为主。

（6）藿香正气丸（水、液、胶囊、软胶囊）：解表化湿、理气和中、降逆止呕，适用于暑湿季节的胃肠型感冒，症见头痛、身重、胸闷，或恶寒、发热、脘腹胀痛、呕吐、泄泻等。

（7）板蓝根颗粒：清热解毒、凉血利咽，适用于肺胃热盛所致的咽喉肿痛、口咽干燥。

（8）人丹：清暑开窍、辟秽排浊，多用于中暑呕吐、烦躁、恶心、胸中满闷、头目眩晕、晕车晕船、水土不服。

（9）大山楂丸：开胃消食，多用于食积内停所致的食欲不振、消化不良、脘腹胀闷。服用本药时应注意，本药不适用于脾胃虚弱、无积滞而食欲不振者。

（10）健胃消食片：健胃消食，主要用于脾胃虚弱所致的食积，症见不思饮食、嗳腐酸臭、脘腹胀满等。

（11）气滞胃痛冲剂：疏肝理气、和胃止痛，主要用于肝胃不和、气滞不行所致的胸闷、腹胀、腹痛、两胁窜痛、矢气（放屁）频频等症。

（12）复方丹参片：活血化瘀、理气止痛，多用于气滞血瘀所致的胸痹症，表现为胸闷、胸部刺痛者。

（13）六味地黄丸：滋阴补肾，用于肾阴亏损、头晕、耳鸣、腰膝酸软、骨蒸潮热、盗汗、遗精、消渴。

（14）大黄通便冲剂：清热解毒、活血化瘀、通下导滞，适用于燥热便秘。

（15）麻仁润肠丸（软胶囊）：润肠通便，本药适用于肠燥便秘。

（16）穿心莲片：清热解毒，多用于咽喉肿痛、口舌生疮等症。

（17）防风通圣丸：解表通里、清热解毒，多用于外寒内热、表里俱实、恶寒壮热、头痛、咽干、小便短赤、大便秘结、瘰疬初起、风疹湿疮等。

4. 外科常用中成药

（1）如意金黄散：清热解毒、消肿止痛，多用于热毒瘀滞肌肤所致疮疖肿痛，症见肌肤红、肿、热、痛，也可用于跌打损伤。

（2）京万红软膏：消肿活血、解毒止痛、去腐生肌，多用于轻度水火烫伤、疮疡肿痛、创面溃烂等。

（3）风油精（外用）：清凉、止痛、祛风、止痒，多用于轻度水火烫伤、疮疡肿痛、创面溃烂、鼻塞头痛、晕车晕船、跌打扭伤、肌肉酸痛、蚊虫叮咬等。

（4）跌打活血散：舒筋活血、散瘀止痛，用于跌打损伤、瘀血疼痛、闪腰岔气等。

（5）伤湿止痛膏：祛风湿、活血止痛，多用于风湿引起的肌肉疼痛、关节肿痛等。

（6）当归苦参丸：凉血、祛湿，多用于血燥湿热引起的头面生疮、粉刺疙瘩、湿疹刺痒及酒糟鼻等。

（7）正红花油：用本药搽患处，用于治疗扭伤瘀肿、跌打刀伤、烫伤烧伤、心腹诸痛、风湿骨痛、四肢麻木、腰背痛、头风胀痛、蚊叮虫咬、恶毒阴疮等。

（8）云南白药：用于刀枪跌打诸伤及内外出血与血瘀肿痛。

（9）麝香跌打风湿膏：消肿止痛，用于跌打诸伤、风湿骨痛。

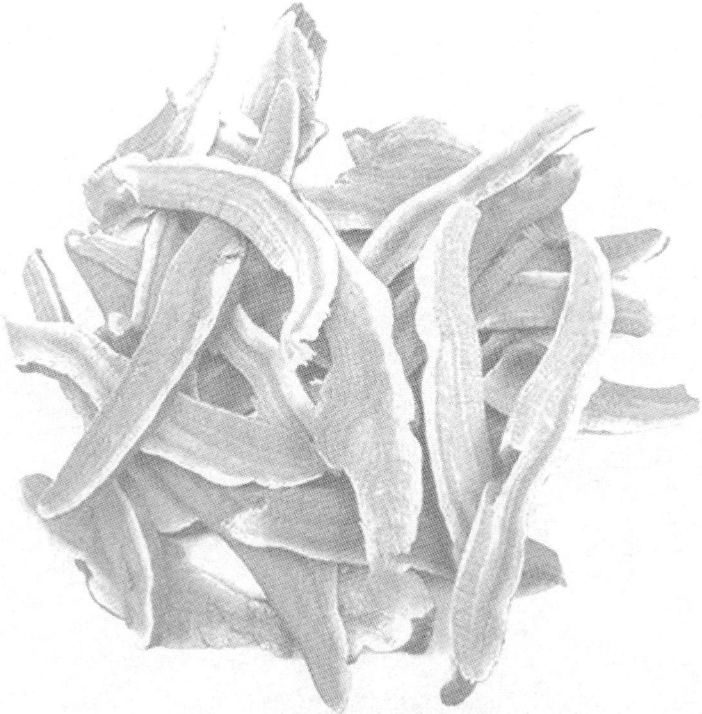

健康生活系列丛书

学点中医保健康

认识应该去医院治疗的病症

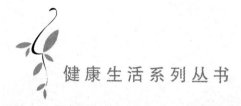

为了便于大家从不同医学体系的角度去深入认识疾病，笔者将下面内容结合西医学知识开展介绍。笔者主张既要看到中医在养生保健和一些慢性疾病治疗等方面的长处，也要看到西医在急症救治、外科手术等方面的长处。在临床上，还有中西医结合的治疗效果比单纯的中医或者单纯的西医治疗更好的情况。国家现在的医疗服务队伍实际上是中医、西医、中西医结合三支队伍并存，这是一个可喜的现象。对于老百姓来说，什么样的医疗服务管用，我们就接受什么样的服务。

非普通感冒的发热应怎么处理？

如果有人出现下列病情，应该马上去医院就诊。

（1）感冒数天后，发热仍然不退，而且咳嗽、吐脓痰，就应注意细菌混合感染。警惕：支气管炎，尤其是在春季。

（2）发热，还有剧烈的恶心呕吐，而且反复发作。警惕：脑部病变，如脑膜炎。

（3）发热，又不想吃油腻食物，还有恶心呕吐等症状。警惕：肝炎。

（4）感冒一周后，有心慌、胸闷、气短、心前区隐约作痛等症状，特别是心跳不规律，心率过快，超过 100 次/分钟。警惕：心肌炎。

（5）起病很急，发冷，然后再发热，且高热不退，体温常在 39 摄氏度以上，浑身酸痛，无食欲，且周围的人也有同样表现。警惕：流行性感冒。

（6）儿童患感冒，哭闹不想吃饭，咽喉部红肿，甚至有白色脓点。警惕：扁桃体炎。

（7）小儿发热至第二天，面部及身上开始出现细小的红色小丘疹，分布密且均匀，舌体鲜红，口唇周围有苍白圈。警惕：猩红热。

（8）发热第五天，身上起了红色皮疹，肝脾大，神情恍惚。警惕：斑疹伤寒。

（9）上午不发热，午后发热，同时有无力、干咳、盗汗、出冷汗等症状，而且日渐消瘦。警惕：肺结核。

家里或者周围人群里发现有上述情况者，说明疾病一般都不是小病，病情可能较严重，这个时候应该及时到医院诊治。笔者提倡大家要学习一些中医药的基本防病保健知识，用于帮助大家了解怎么样强身健体，做到少生病，但是如果患了重病，一定要去医院诊治，以免延误病情。所以从这个意义上讲，我们应该更加重视提高身体素质，增强防病能力。

老年人常见的急症有哪些？

老年人的身体健康状况普遍不如青壮年，除少数老年人身体健康无大病，大多数老年人通常都会有这样或者那样的疾病。老年人的身体就像用了多年的机器一样，需要精心保养、细心照料、修修补补，才能维持其正常的功能。既然身体状况不是处在最佳状态，那么我们就要特别注意老年人的身体健康状况，关心他们的日常生活，包括：吃什么，怎么吃；穿什么，怎么结合季节和老年人的身体素质穿；老年人的排泄状况怎么样，大便、小便是否通畅，颜色和量是否正常；老年人的情绪怎么样，心情愉快与否与健康有着十分密切的关系，所以老年人注意不要大悲大喜，心境保持平和。当然，老年人应该了解自己的身体状况，自己也要多加注意保养。如果已经有慢性疾病，就更要注意防止疾病恶化而出现危症。尤其是以下这些病症，一旦发现，就应该马上去医院诊治。

（1）心脑血管疾病：急性心肌梗死、心绞痛、心律失常、急性左心衰竭、高血压急症、中风等。

（2）内分泌、代谢疾病：糖尿病酮症酸中毒、低血糖等。

（3）消化系统疾病：主要是急腹症，急性胰腺炎，急性阑尾炎，急性肠梗阻，急性胆囊炎，急性化脓性胆管炎，消化道出血，胃、十二指肠溃疡穿孔等。

（4）呼吸系统疾病：急性肺炎、重感冒及流感、慢性支气管炎急性发作、哮喘、气胸等。

（5）泌尿系统疾病：肾绞痛、急性尿潴留等。

（6）其他：中暑、电击伤、一氧化碳中毒、利器损伤、烧伤、骨折、脑外伤等。

哪些病症是需要马上看急诊的？

凡是突然发生的、比较严重的急症，为了避免延误病情，让病人得到及时抢救，都需要去医院看急诊。需要去看急诊的病症如下：

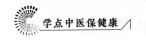

（1）发热：因各种原因发热在38.5摄氏度以上，全身症状明显者。

（2）体温不升：在35摄氏度以下者。

（3）中毒：食物中毒、药物中毒或化学品中毒等。

（4）各种损伤：骨折、关节脱位、皮肉破裂、胸腹内伤、脑外伤、脊髓损伤、肌肉撕裂伤等。

（5）心脏异常：心跳严重不规则，或心率过快（超过100次/分钟）、过慢（低于50次/分钟），以及心绞痛、心前区剧烈疼痛，或咳嗽气急、不能平卧、吐泡沫状痰等。

（6）出血：吐血、咯血、便血、五官出血或阴道流血等。

（7）突然发病：如尿排不出、突然失明等。

（8）昏迷：有中风、抽搐、晕眩和呕吐等症状。

（9）呼吸困难：多见于哮喘、肺炎、气胸等，临床表现为呼吸急促、鼻翼翕动、口唇青紫、呼吸时有哮鸣音等。

（10）急腹症：常表现为腹部剧痛、频繁呕吐、腹胀、腹肌僵硬等。

（11）剧烈疼痛：肾痛、胆绞痛、严重头痛等。

（12）异物嵌堵：眼睛、耳道、鼻腔、咽部、气管、食管等被异物嵌入。

（13）女性急症：急产、难产、流产、产前产后大出血、子痫等。

（14）各种急性中毒、吸毒、溺水、电击等。

（15）重大意外导致的急性伤害。

（16）生命体征不稳定或其他可能造成危急症状者。

一般急症的急诊流程是怎样的？

为了大家在遇到急症需要立即进行急诊治疗的时候，能够比较镇静地、目标明确地得到及时的救治，这里介绍一下医院的急诊流程，以便于大家真正需要时能够派上用场，得到快捷的诊疗服务。

（1）当有人患了急症时，要马上毫不犹豫地选择到医院急诊科去医治。

（2）如果需要救护车的帮助，应该尽快拨打急救电话，一般市、县救护中心的急救电话为“120”。这是常识，应该记住这个号码。

（3）如果有条件，根据病情事前与医院急诊室联系，让医院在病人到达前先做救治的准备，争取一到医院就能及时、准确、有效地处理。

（4）请带好就诊过的医院对病人疾病的诊断和治疗的各种有关资料，以供急诊医生参考，避免重复检查、增加费用，并且也能争取到更多的时间用于救治。

（5）要注意观察绿色通道。为了方便急症病人能够得到快速、及时的救助，医院一般都设有急诊、收费、取药及检查的绿色通道。急诊病人一般在一楼急诊通道可以进入。

（6）为了方便病人就诊，急诊室为病人提供 24 小时的全科应诊，满足抽血、打针、输液等需要。

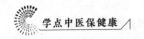

哪些疾病去中医院看看比较好？

现在几乎每个省、市、县、区都有一家中医院。中医对许多疾病确实具有独到的见解、独特的治疗方法和确切的疗效。建议如果有下列情况，不妨去中医院看看。

1. 久治不愈的慢性疾病

对于各种慢性疾病，如肝炎、肾炎、支气管炎、慢性肠炎、胃炎、肺气肿、贫血、糖尿病，以及老年期的消化系统、内分泌系统、神经系统、心血管系统的疾病，中医以中医学的理论为指导，注重整体观念，擅长辨证论治，诊疗时特别注意脏腑间的相互关系，擅长于调理人体功能。因此，中医对以上疾病的调理、治疗有比较好的效果。

2. 大病初愈

大病后往往会出现乏力、厌食、失眠、消化不良、盗汗、低热等症病，而对这些病症的调理，正是中医的长项，能使病后虚弱者较快地消除症状，恢复正气，达到身体新的生理平衡。

3. 一些妇科疾病

妇女的痛经、月经失调、功能性子宫出血、乳腺增生、更年期综合征、妊娠及产后疾病（如严重的妊娠反应、产后无乳、回乳等），宜看中医。因为中医治疗妇科疾病有自己的一整套理论和方法，特别强调根据不同的地方、不同的时间、不同的病人辨证论治，注重标本兼治，保护孕产妇、婴儿的正气，也就是抗病能力，最大限度地避免治疗产生的不良反应。

4. 一些儿童疾病

中医有把儿科叫“哑科”的，因为儿童尤其是幼儿有病时，不但患儿不能表述或者不能准确地表述病情，就连家长也很难做到准确地陈述孩子的病情。所以中医儿科的历代医家特别注意观察儿童的生理发育状况和疾病的发展规律，积累了不少儿科诊疗的经验，大家可以放心地请中医院的医生治疗儿科的一些常见病症，保护好孩子的正气，增强孩子的抗病能力。

5. 一些医院难以下诊断的疾病

许多人自觉有病，但经各种现代化的诊疗设备检查、化验后，仍难以确诊时，最好去看中医，如气虚盗汗、耳鸣、肢麻、肢冷、腹胀、便秘、溏泻、小便频数、夜尿、口渴、胸闷、躁狂、抑郁、精神萎靡、身倦无力、头晕眼花、失眠健忘等。如果对西药过敏或者难以承受其严重的不良反应，亦可改去中医院看看。

6. 被普遍称为疑难杂症的疾病

女性不育、阴冷，男性阳痿、遗精、少精、死精，以及神经官能症、面瘫、麻痹、脱发、风湿、牛皮癣、白癜风等疑难病，如果反复治疗无效，不妨去请中医医生看看，或许能取得意想不到的疗效。各种肿瘤手术和放疗、化疗后，癌症晚期的中医治疗可协助患者恢复和延长生存期，提高生存质量。

当然，以上疾病的治疗需要注意自我调养，所谓“三分

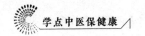

治疗，七分护理”，或者说“三分治疗，七分调养”，都说明调养的重要性。实际上，只要我们对中医理论有基本的认识，产生了信心，接受了中医治疗，那么我们就可积极地配合中医医生的治疗，就可自己用中医的整体观念来对待疾病，积极寻找合适的治疗和调理方法。例如，我们知道了情绪对身体有很重要的影响，我们就会主动地调整好自己的情绪，既要正视疾病的危害，又要勇敢地应对。另外，我们也会利用一切对疾病痊愈有益的积极因素，去增强我们的抗病能力，扶正祛邪，恢复身体的阴阳平衡，促进疾病痊愈。

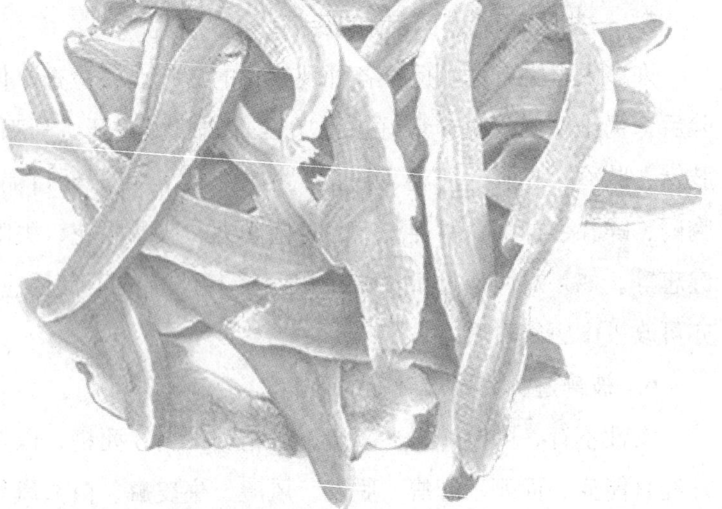